DU DIAGNOSTIC

DES

LÉSIONS DES REINS

DANS LES

AFFECTIONS DES VOIES URINAIRES

Des indications qu'elles fournissent au pronostic et au traitement.

PAR

Le Dr Pierre BAZY

Ancien interne en médecine et en chirurgie des hôpitaux de Paris,
Ancien interne des hôpitaux de Toulouse,
Membre de la Société anatomique et de la Société clinique,
Médaille de Bronze de l'Assistance publique,

PARIS

OCTAVE DOIN, LIBRAIRE-EDITEUR

8, PLACE DE L'ODÉON, 8

1880

DU DIAGNOSTIC

DES

LÉSIONS DES REINS

DANS LES

AFFECTIONS DES VOIES URINAIRES

Des indications qu'elles fournissent au pronostic et au traitement.

PAR

Pierre BAZY

Docteur en médecine de la Faculté de Paris,
Ancien interne en médecine et en chirurgie des hôpitaux de Paris,
Ancien interne des hôpitaux de Toulouse,
Membre de la Société anatomique et de la Société clinique,
Médaille de Bronze de l'Assistance publique,

PARIS

OCTAVE DOIN, LIBRAIRE-EDITEUR

8, PLACE DE L'ODÉON, 8

1880

A LA MÉMOIRE DE MON PÈRE

———

A MA MÈRE

A MON FRÈRE

A MES AMIS

M. LE PROFESSEUR GUYON
Chirurgien de l'hôpital Necker,
Membre de l'Académie de médecine.

M. LANCEREAUX
Professeur agrégé à la Faculté de médecine de Paris,
Membre de l'Académie de médecine,
Médecin de l'hôpital de la Pitié.

M. LEDENTU
Professeur agrégé à la Faculté de médecine,
Chirurgien de l'hôpital Saint-Louis, etc.

M. NICAISE
Professeur agrégé à la Faculté de médecine,
Chirurgien de l'hôpital Laennec, etc.

M. GILLETTE
Chirurgien de Bicêtre, etc.

M. LE DOCTEUR BONNEMAISON
Professeur de clinique médicale à l'Ecole de médecine de Toulouse, etc.

A MM. LES DOCTEURS MONOD, TERRILLON
Professeurs agrégés à la Faculté de médecine.
Chirurgiens des hôpitaux.

A M. LE DOCTEUR FARABEUF
Chef des travaux anatomiques à la Faculté.

DU DIAGNOSTIC

DES

LÉSIONS DES REINS

DANS LES

AFFECTIONS DES VOIES URINAIRES

**Des indications qu'elles fournissent au pronostic
et au traitement.**

I.

Introduction. — Historique.

Les lésions qui forment l'objet de ce travail, très connues au point de vue anatomo-pathologique, n'ont été jusqu'ici l'objet d'aucune étude d'ensemble au point de vue clinique. Et cependant l'on sait quelle importance y attachent les chirurgiens qui s'occupent des affections des voies urinaires ; l'on sait qu'elles constituent souvent la pierre d'achoppement de beaucoup d'opérations sur les voies de l'excrétion de l'urine. Si l'on parcourt les traités classiques, on est frappé de ce fait, que les auteurs attibuent une grande influenc aux lésions rénales, et ils les décrivent en partie au point de vue anatomique, Ce sont elles qu'on invoque souvent pour expliquer des cas de mort inattendue. Mais après qu'on a parcouru ces auteurs, il reste dans l'esprit, qu'on me pardonne l'expression, l'idée d'une série de lamentations sur un mal contre lequel ne peuvent rien, ni la sagacité des cliniciens, ni l'habileté du thérapeute. Je ne parlerai ni de Philips, ni de Civiale, auxquels les recherches anatomo-pathologiques semblent avoir fait défaut; j'ai surtout en vue Thompson, dont la science et l'expérience sont universellement reconnues et appréciées. Voici ce que je trouve dans son livre (Thompson, — *Leçons cliniques*) :

« Les altérations du rein (dilatation) ne peuvent être reconnues que par l'existence de globules rouges dans l'urine et de petits calculs uriques dans les urines (*sic*). . . Il y ajoute des « douleurs dans les lombes et les hanches, » et plus loin :

« Et maintenant vous me demanderez quels sont, du vivant du malade, les signes de l'existence de ces altérations. Je vous dirai que je n'en connais pas qui soient pathognomoniques. , ...

« Les urines sont en quantité suffisante. . . . . »

Il recherche l'albumine; il fait l'examen microscopique.

. . . . « Chez quelques-uns il ne trouve ni hydropisie, ni sécheresse habituelle de la peau, ni état fébrile continu ou rémittent; il n'y a pas d'amaigrissement; mais d'autre part, ajoute-t-il, un tel malade, pour peu que les altérations soient un peu avancées, offre toujours un état général de débilité; il est faible et se fatigue promptement. . . . . .

« L'urée n'est pas diminuée.

« La douleur rénale n'existe que quand il y a une suppuration aiguë, une néphrite aiguë ou un calcul rénal.

« Il y a donc là un champ de recherches qui invite à de nouvelles investigations, car je vous l'affirme avec certitude, nous ne possédons pas encore aujourd'hui le moyen de diagnostiquer d'une façon quelque peu certaine la pyélite accompagnée de distension mécanique. «

Ces paroles, émanant d'un homme aussi considérable, sont faites pour jeter le découragement. Néanmoins nous avons cru qu'il était possible de réaliser, au moins en partie, le désidératum exprimé par le célèbre auteur anglais. Guidé par les savants conseils de deux maîtres dont la compétence ne saurait être récusée, M. Lancereaux et M. Guyon, nous avons entrepris nos recherches. Encouragé par ce que nous voyions journellement dans la pratique du chirurgien de l'hôpital Necker qui, depuis longtemps déjà, familiarise ses nombreux auditeurs avec toutes les formes de l'empoisonnement urineux, précédé dans cette voie par deux travaux très importants sortis du même service, les thèses de Malherbe et de Jean, nous avons pensé que nous pouvions faire œuvre utile en réunissant tous ces documents, et en montrant si la connaissance de la vérité n'est pas toujours facile, du moins quelle voie on pouvait suivre pour l'atteindre (1).

En effet, ce qui a empêché la question de marcher parallèlement à ses congénères, c'est qu'on a voulu faire pour les lésions rénales ce qu'on fait pour toutes les affections du domaine chirurgical : chercher seulement les caractères directs des lésions, sans toujours se préoccuper des caractères qu'on pourrait appeler indirects, quoique ces derniers relèvent immédiatement de la lésion primitive ; et

____

(1) M. Guyon a de plus mis à notre disposition les bonnes feuilles de son ouvrage en préparation : *Leçons cliniques sur les maladies des voies urinaires*. Nous l'avons consulté avec beaucoup de fruit ; qu'il nous permette de lui exprimer ici publiquement notre reconnaissance.

cependant ces symptômes dits indirects n'ont pas passé inaperçus ; tous les auteurs y ont insisté ; il n'en est pas un seul qui n'ait parlé de ces cachexies que présentent certains malades, des fièvres lentes ou rapides qui minent les constitutions les plus robustes, suivant l'expression de Civiale. Seulement, ils ne paraissent pas rattacher ces symptômes à leur origine propre, à l'altération des reins.

On a fait l'étude des urines au point de vue de la qualité, pas aussi souvent au point de vue de la quantité, ce qui peut-être eût été plus important ; on a recherché l'albumine, les cylindres granulo-graisseux, hyalins, les globules rouges, et examiné la sensibilité du rein ; quelquefois l'examen était favorable et répondait [au désir exprimé ; souvent il était négatif ; alors pourquoi attacher une si grande importance à des symptômes qui sont aussi fugaces ?

Cependant, une pensée bien simple devait se présenter à l'esprit : étudier les altérations primitives des reins, médicales pour ainsi dire, se demander comment on arrive à les diagnostiquer, et suivre la même méthode en chirurgie, pour les altérations [secondaires. C'est ce qu'ont fait les médecins ; aussi ne faut-il pas s'étonner de voir les lésions chirurgicales des reins mieux décrites dons les ouvrages de médecine que dans ceux de chirurgie, où souvent il n'en est pas fait mention.

Actuellement, le diagnostic d'une affection médicale du rein est souvent fait avant qu'on n'ait examiné les caractères cliniques ou microscopiques de l'urine. Cet examen ne vient souvent qu'en dernier lieu, pour corroborer et compléter le diagnostic. On ne trouve plus actuellement l'albumine par hasard dans l'urine ; souvent on l'y trouve parce qu'on a une indication à l'y rechercher. Inversement, de ce qu'on trouve de l'albumine dans les urines d'un ma-

lade, il ne s'ensuit pas qu'on doive diagnostiquer une altération du rein ; il faut d'autres symptômes, et souvent
d'autres symptômes éloignés, ne paraissant pas avoir de
rapports avec une lésion rénale.

En agissant ainsi, en voulant, non pas seulement nous
en rapporter à l'étude de quelques symptômes isolés, mais
en étudiant le malade dans son ensemble, peut-être pour-
rons-nous arriver à une précision plus grande. C'est ce que
nous allons essayer de faire.

Ce n'est pas que les lésions des reins ne soient connues
depuis longtemps ; Hippocrate disait déjà : « Les personnes
atteintes de maladie de la vessie, qui souffrent des reins,
ne guérissent pas. »

Brodie parle aussi des altérations des reins chez les individus atteints de maladies de la prostate.

Dès 1856, M. Verneuil vit, à la suite d'un cathétérisme,
un malade pris de frisson, de fièvre et d'un état général
grave, et enfin succomber. A l'autopsie, il constata des lésions très avancées dans les deux reins, et crut devoir at-
tribuer les accidents observés à la néphrite qui existait
chez le malade.

Dolbeau et Mauvais invoquent, pour expliquer la fièvre,
les altérations du rein ; mais ces auteurs me paraissent
être allés trop loin en voulant expliquer tous les accès de
fièvre par des congestions rénales.

Dans l'Encyclopédie chirurgicale de Holmes (vol. 1V,
p, 948 et 949), nous trouvons notée l'influence des lésions
rénales ; cet auteur indique que les accès fébriles et la
mort rapide à la suite de cathétérismes, surviennent de
préférence chez des individus dont les reins sont altérés. Il
ajoute que la lésion uréthrale paraît avoir pour but de
faire ceser subitement la fonction rénale chez les individus
dont les reins sont très malades.

Roberts (On urinary and renal diseases, 1876), consacre un long chapitre à la maladie de Bright, mais il ne paraît pas s'être occupé d'une manière spéciale des altérations secondaires des reins.

La thèse de Malherbe (1873) n'envisage qu'un côté de la question. Celle de Girard (1873) contient quelques idées importantes ; mais malheureusement il s'appuie pour soutenir ses opinions sur des observations où les autopsies n'ont pas pu être faites ; c'est plutôt une discussion de doctrines qu'une étude clinique.

M. Reliquet s'occupe peu des altérations du rein, et fait jouer à l'empoisonnement urineux direct le rôle prépondérant dans toutes les manifestations qu'offrent les voies urinaires.

Dickinson (Royal medical and chir. soc. 25 février 1873), dans une communication sur la suppuration disséminée du rein, s'occupe assez peu de la symptomatologie et se contente de rechercher la cause des accidents ; il croit plutôt à l'influence de l'empoisonnement du sang qu'à celle de l'inflammation rénale ; il fait jouer un rôle important à la décomposition ammoniacale de l'urine.

La thèse de Chandelux (1876) contient quelques faits et encore sont-ils incomplets ; ils ne peuvent guère servir au diagnostic des altérations du rein.

C'est encore en grande partie dans les œuvres de médecine que les descriptions sont les plus complètes, et nous avons pu utiliser avec beaucoup de profit les ouvrages importants de Rosenstein, de M. Lecorché et l'article de M. Lancereaux (Dict. encyclop. 1875). Nous citerons pour mémoire les articles de Garcin (Archives de méd. 1879) : cet auteur ne s'est guère occupé que de l'anatomie pathologique : la symptomatologie n'existe presque pas.

Les lésions des voies urinaires dont nous étudierons ici

l'action sur les reins, sont le rétrécissement, les hypertrophies prostatiques et l'affection calculeuse. Nous laisserons de côté les lésions tuberculeuses et le cancer qui peuvent retentir sur les reins de la même façon que les premières, mais l'élément important ici est l'altération primitive ; la lésion rénale n'est pas indifférente, tant s'en faut, mais elle s'efface devant la gravité de la lésion, ou plutôt de la maladie initiale.

Les altérations rénales consécutives aux lésions des voies urinaires sont très simples ; on peut en faire deux catégories.

D'une part, la néphrite interstitielle chronique avec dilatation des calices et du bassinet, — d'autre part, la néphrite aiguë suppurative ou non. Disons immédiatement que la première est toujours ou presque toujours compliquée de suppuration, et si celle-ci n'envahit pas toujours le parenchyme rénal, du moins elle occupe les uretères, les calices et le bassinet ; cette suppuration, pour si faible qu'elle soit, joue un grand rôle dans la production des accidents ultérieurs. En d'autres termes, si dans bon nombre de cas, au début de certaines affections urinaires, on peut observer la néphrite interstitielle avec distension des calices et du bassinet, bientôt la lésion n'est plus aussi simple, et l'on se trouve en présence d'une pyélite avec distension, de sorte que les deux lésions dont nous aurons le plus souvent à parler sont la pyélite avec distension et la néphrite suppurative.

C'est tantôt à l'une, tantôt à l'autre de ces altérations que l'on a donné le nom de rein chirurgical, mot vicieux qui n'éveille dans l'esprit qu'une idée vague et confuse de la lésion, et qui, pour ce fait, doit être rayé du langage médical, pour céder la place à des dénominations plus justes et plus scientifiques.

Comme on a pu le voir par notre titre, nous ne nous occuperons que du diagnostic des lésions des reins ; nous laisserons de côté l'étude des altérations anatomiques, nous ferons cependant ressortir un point d'anatomie pathologique sur lequel on n'a pas encore suffisamment insisté à notre avis, nous voulons parler des altérations primitives, séniles, que subit le rein, et qui exercent une certaine influence sur les altérations secondaires que peut subir cet organe, de cette scléro-glomérulite qui semble créer une prédisposition aux abcès par l'embarras circulatoire qu'elle détermine dans la glomérule : il nous a semblé par conséquent que l'on devait tenir compte de l'état primitif, médical, si je puis ainsi dire, du rein pour arriver à donner au diagnostic et par conséquent au pronostic, toute la certitude qu'il peut comporter.

Or cet état médical du rein peut être prévu par des signes bien connus, je veux parler des signes de l'altération du système vasculaire qui en est le point de départ.

Mais je n'ai pas à faire ici l'étude de l'endartérite généralisée, ni de la néphrite interstitielle d'origine vasculaire.

Ceci dit, je diviserai mon travail en deux parties. Je m'occuperai d'abord de la néphrite interstitielle secondaire simple et de la pyélite avec distension.

Dans le second chapitre je parlerai de la néphrite aiguë qui souvent n'est qu'un épisode ou mieux une terminaison de la première.

Je donnerai les signes propres à chacune d'elles et, chemin faisant, je tracerai les indications que chacune d'elles fournit au pronostic et au traitement.

De la néphrite interstitielle chronique secondaire avec dilatation des calices et du bassinet.

On a rarement l'occasion de voir une néphrite interstitielle au début, parce que d'une part, les symptômes auxquels elle donne lieu évoluent avec une grande lenteur, d'autre part, parce qu'il est rare que les malades se tourmentent beaucoup des troubles de la miction qu'ils peuvent ressentir et qu'ils mettent souvent sur le compte de l'âge, comme le fait remarquer le professeur Guyon. Ce n'est que, quand la néphrite interstitielle est définitivement constituée, l'on est appelé à examiner les malades. Le tableau de leur état a été tracé par tous les auteurs ; nous n'y insisterons pas : d'une manière générale, il ressemble beaucoup à celui de la néphrite interstitielle primitive ; cependant il présente quelques particularités que nous ferons ressortir.

Pour mieux faciliter la description, nous diviserons les symptômes en locaux et généraux :

a) Symptômes généraux : Ce qui frappe tout d'abord, c'est la pâleur et l'amaigrissement de ces malades ; leur peau est terreuse, décolorée, mais non jaunâtre comme chez les cancéreux ; elle est flasque, sèche, rugueuse, le tissu graisseux habituellement absent ; assez rarement on observe de l'œdème, on le trouve signalé cependant dans quelques observations. Cet accident, quoique rare, est plus fréquent qu'on ne le croit, et tient peut-être autant à la néphrite primitive qu'à la néphrite secondaire.

Je dirai en passant que les cas signalés dans Trousseau sous le nom d'Anasarque, suite de rétention d'urine et dont il ne donne pas d'explication, me paraissent rentrer dans cette catégorie. Du reste, je n'insiste pas, ces faits devant faire l'objet d'un travail ultérieur.

Dans tous les cas, cet œdème est habituellement passager et disparaît assez rapidement sous l'influence du repos et du traitement (cathétérisme évacuateur) combinés. Les sueurs sont rares et difficilement provoquées.

En même temps, on observe un affaiblissement très marqué, non seulement des membres inférieurs, mais aussi des membres supérieurs.

Joignons à cela un dégoût profond pour les aliments et surtout pour la viande ; la bouche est sèche, la déglutition se fait très difficilement à ce point que les malades avalent avec peine des aliments solides ; la soif est vive ; il y a des nausées, des vomissements, la constipation est habituelle et opiniâtre, quelquefois mais rarement on observe de la diarrhée seule ou plutôt alternant avec la constipation.

Nous notons souvent une céphalalgie frontale, sourde, quelquefois la migraine subissant l'influence de l'état du tube digestif. En général il n'existe pas d'autres phénomènes nerveux ; les convulsions, les contractures, les hémiplégies venant brusquement modifier la scène n'appartiennent pas, suivant la remarque de M. Lancereaux, à cette forme de néphrite interstitielle.

b) Symptômes locaux : Tous ces symptômes suffiraient à eux seuls à attirer l'attention du côté de la miction ; ils appartiennent aussi bien à la néphrite intestitielle primitive qu'à la néphrite interstitielle secondaire. Si l'on interroge cette fonction, les réponses du malade satisferont pleinement; il urine souvent, plus souvent la nuit que le jour et il urine aussi beaucoup, en un mot, il y a polyurie. Cette polyurie peut avoir frappé le malade, ou bien au contraire il est nécessaire pour la constater de mesurer l'urine; celle-ci est claire ou au contraire elle est trouble, d'où la distinction importante, établie par M. Guyon, entre la polyurie limpide et la polyurie trouble; nous y reviendrons tout à l'heure.

Jusqu'ici, comme on le voit, à part la polyurie trouble que nous laissons de côté, nous avons fait le tableau de la néphrite interstitielle primitive. A partir de ce moment, il y a divergence; tandis que dans la néphrite interstitielle primitive, on trouve la vessie vide ou modérément remplie, chez nos malades au contraire nous constatons toujours l'existence d'un globe vésical, même quand les malades viennent d'uriner. Ils urinent beaucoup et, chose remarquable, leur vessie est pleine, comme s'ils n'avaient pas uriné depuis deux jours; cette distension de la vessie est d'autant plus grande qu'on l'observe chez des malades plus âgés, et elle est plus marquée chez les prostatiques que chez les rétrécis.

Cette concordance entre la polyurie et la distension vésicale est assez constante pour avoir permis au professeur Guyon de dire que tout homme qui ne vide pas sa vessie est polyurique; le contraire est vrai dans un assez grand nombre de cas.

Cette coexistence, hâtons-nous de le dire, entre la polyurie et la distension, n'est vraie que pour les prostatiques et les rétrecis, elle n'existe pas pour les calculeux purs.

Vient maintenant l'examen microscopique et chimique de l'urine; je ne crains pas de l'affirmer, c'est la persistance trop grande qu'ont mise quelques chirurgiens à vouloir tirer de cet examen des urines, des signes de diagnostic qui les a induits en erreur et les a empêchés de voir la vérité. Cet examen ne donne rien ou presque rien. L'albuminurie fait très souvent défaut; quand elle existe, elle est le résultat de la présence du pus ou du sang dans l'urine et sa quantité est proportionnelle à celle de ces deux liquides. Les cylindres hyalins, granulo-graisseux sont des produits passagers et variables. De même, la quantité d'urée, elle peut être normale, abaissée; mais cette variation dépend d'une foule de conditions, alimentation, fièvre, lésions concomitantes d'autres organes. Je ne nie pas qu'on ne doive attacher une grande importance à la recherche de ses variations; mais vouloir en faire un signe de diagnostic primordial, c'est vouloir aller trop loin; nous avons bien d'autres symptômes et autrement précieux, dont l'ensemble nous sera d'un bien plus grand secours.

Tels sont les symptômes de la néphrite interstitielle nous les aurons tous, si nous y ajoutons la douleur rénale spontanée qui est excessivement rare ici et qui appartient plutôt aux pyélites, qui n'apparaîtra par conséquent que plus tard; c'est tout au plus, à cette période, un sentiment de gêne, de pesanteur dans la région lombaire, si peu nette qu'on doit appeler l'attention du malade de ce côté. La pression ne donne rien.

Nous n'avons par conséquent ici, ni troubles oculaires, ni troubles circulatoires, caractérisés par des palpitations et l'hypertrophie du cœur avec dédoublement de premier bruit ou bruit de galop, signalés dans quelques cas de néphrite scléreuse primitive.

Nous avons assayé de donner à peu près tous les symptômes que peut présenter la néphrite interstitielle secondaire. Hâtons-nous de dire qu'en clinique nous les trouvons rarement réunis ; de même, leur apparition est loin d'être simultanée. Tantôt c'est la polyurie qui ouvre la marche, tautôt au contraire ce sont les troubles digestifs, soit cette sécheresse particulière de la bouche et du pharynx, soit une dyspepsie rebelle et un dégout tout particulier des aliments avec ou sans vomissements, soit de la diarrhée seule, soit de la céphalalgie ou de la migraine.

Chacun de ces symptômes *peut être longtemps isolé* et prendre des proportions ou une gravité suffisamment inquiétantes pour attirer seul l'attention du malade et tromper le médecin non prévenu. Les observations de MM. Hérard, Dubuc, Fourrier, parues dans l'*Union médicale* de 1877, en sont une preuve irrécusable. Du reste les médecins signalent des faits semblables à propos de la Néphrite primitive. Il n'en est pas un qui n'ait été obligé de rapporter à une néphrite interstitielle des céphalalgies intenses, des migraines, des vomissements, des diarrhées durant depuis longtemps et rebelles à toute médication, et qui ont fini par céder à un traitement approprié. Il n'en est pas un qui ait hésité un seul istant à rapporter à leur véritable cause ces accidents, quoiqu'ils fussent isolés et qu'ils ne fussent pas accompagnés de tout le cortège symptomatique de l'urémie. C'est que chaque individu réagit à sa façon, les uns plus tôt, les autres plus tard, les uns par un organe ou une fonction, les autres par un autre.

Ce parallèle entre des symptômes similaires dus à des lésions différentes quant à l'origine, mais semblables par leur terminaison, entre la néphrite scléreuse primitive et la néphrite scléreuse secondaire, permet en chirurgie comme en médecine, de rapporter ces troubles à leur véritable cause : à l'empoisonnement urineux, ou pour mieux faire ressortir l'unité de la cause, à l'urémie, c'est à dire à l'insuffisance de l'appareil dépurateur. Ils sont la preuve manifeste d'un trouble apporté au bon fonctionnement des organes par la présence dans le sang des principes excrémentitiels ; ils constituent donc une indication formelle de supprimer la cause de cet empoisonnement. Nous verrons, en parlant de la marche de la lésion, dans quelle mesure on doit répondre à cette indication, et, si l'on y obéit, quelles chances de succès on a, en d'autres termes, quel sera le pronostic de cette intervention. Mais auparavant, examinons en particulier quelques uns des symptômes de cette néphrite interstitielle.

Troubles digestifs. — De tous, les plus importants et ceux qui fatiguent le plus les malades, ce sont les troubles digestifs seuls ou unis à d'autres symptômes. C'est à eux que les malades rapportent la plupart des autres malaises qu'ils ressentent et du dépérissement dont ils sont atteints. Et, en fait, ces phènomènes digestifs ne contribuent pas peu, en empêchant l'alimentation, à les amener à cet état d'anémie et de faiblesse qui constituent un des principaux caractères de l'intoxication. Ils coïncident assez souvent avec de la céphalalgie ou de la migraine à forme plus ou moins intermittente, alternant avec les vomissements et la diarrhée qui jouent, suivant l'heureuse expression de M. Lancereaux, le rôle de soupape de sûreté pour l'organisme : c'est par le tube digestif que s'échappent les principes de l'urine qui empoisonnent l'économie, de sorte qu'en même temps que ces troubles digestifs constituent un des principaux symptômes de la lésion rénale, ils ont un rôle salutaire et doivent dans une certaine mesure être respectés, lorsque l'on devient impuissant contre la lésion première. Nous verrons plus loin qu'heureusement nous ne sommes pas désarmés en présence de pareilles complications.

Cette source d'indications thérapeutiques, cette loi de

balancement, si bien établie par les expériences de Cl. Bernard et Barreswill sont trop connus, pour qu'il soit utile d'y insister.

Le caractère important de ces troubles digestifs est leur permanence, c'est elle qui leur donne la grande valeur diagnostique qu'on leur reconnaît.

Polyurie. — C'est surtout sur ce symptôme que je désire appeler l'attention. Il est constant dans la néphrite interstitielle, mais il ne mérite réellement ce nom que quand il est permanent; nous ne parlons pas ici de ces polyuries momentanées, consécutives au cathétérisme, ou à certaines irritations parties d'ailleurs, de la vaginale par exemple (Nepveu, *Revue mensuelle*, septembre 1877, Polyurie d'origine testiculaire.)

L'urine est plus abondante la nuit que le jour (Guyon, Jean;) (cela est surtout vrai pour les prostatiques,) quoique la quantité de liquide ingérée pendant la nuit soit moins grande que pendant le jour, ce qui semblerait indiquer l'influence de la congestion protastique due au décubitus (fait bien connu) sur le rein. On ne peut pas dire que cette polyurie tient ici à la quantité des boissons ingérées, pas plus qu'on n'est en droit de le dire dans le diabète: assurément, il y a une corrélation entre ces deux ordres de faits, mais cette corrélation n'est pas absolue: la quantité de liquide rendu est hors de proportion avec celle qui a été ingérée.

La polyurie est donc un fait acquis dans la néphrite interstitielle.

Mais cette polyurie, et c'est ici le point important de la question, ne reconnait pas seulement pour cause la néphrite interstitielle; deux éléments la produisent, d'une part la néphrite interstitielle, fait incontestable et incontesté (élément permanent,) d'autre part (fait moins connu, mais non moins réel) l'excitation réflexe partie de la vessie irritée par la présence continuelle de l'urine qui la distend et titille en quelque sorte d'une façon anormale le col, demandant à être évacuée (élément transitoire.) Du reste cette explication n'est pas neuve et a été appliquée à toutes les glandes de l'économie : « Toutes les fois qu'il existe de « l'irritation à l'extrêmité d'un canal. la glande d'où part « ce canal participe à l'excitation et secrète plus abondam- « ment. » Chacun sait d'ailleurs que les émotions morales, les lésions du bulbe rachidien retentissent sur la secrétion rénale.

Cette polyurie d'origine réflexe n'est pas une simple vue de l'esprit, elle a été constatée expérimentalement, et, ce qui peut-être ajoute une certaine valeur au fait, remarquée par hasard Je dois à l'obligeance de mon ami Ch. Féré, interne très distingué des hopitaux, la relation d'une de ses expérimentations dont le résultat est consigné, mais dans un tout autre but, dans la thèse de M. Chauvet (Du danger des médicaments actifs dans les lésions rénales 1878,) M. Féré a pris du sulfate de quinine et, pour constater le moment où commence l'élimination ainsi que son activié et sa durée, a uriné à peu près toutes les cinq minutes. Comme on le voit dans le tableau suivant, en 8 h. 25 m. il y a 29 mictions et la quantité d'urine rendue est de 1248 cc. le lendemain dans l'espace de 12 heures, il ne rend que 711 cc., mais il n'y a que 11 mictions etc.

Urine de		Quantité rendue.	Nombre.	
8 h. 25	(3 à 11 h. du soir)	1248 cc.	29	mictions.
12 h.	(11 h. soir à 11 h. matin)	527 cc.	6	—
12 h.	(11 h. matin à 11 h. soir)	711 cc.	11	—
12 h.	(11 h. soir à 11 h. matin)	415 cc.	5	—
12 h.	(11 h. matin à 11 h. soir)	521 cc.	9	—
10 h.	(11 h. soir à 9 h. matin)	341 cc.	3	—
14 h.	(9 h. matin à 11 h. soir)	769 cc.	8	—
11 h.	(11 h. soir à 10 h. matin)	404 cc.	4	—

En consultant ce tableau, on voit que la quantité d'urine est en raison inverse du nombre des mictions, de sorte qu'il semblerait que cette excitation, provenant de mictions fréquentes, déterminerait la sécrétion d'une plus grande quantité d'urine.

Les expériences dans le but de rechercher le mode d'élimination du sulfate de quinine ont été répétées par M. Féré un certain nombre de fois, et l'impression qui en est restée à notre collègue est que toujours les mictions fréquemment répétées augmentaient la diurèse.

Appliquant ce fait expérimental à notre sujet, nous pouvons dire qu'il existe une polyurie dont le point de départ est dans une excitation partie du col de la vessie.

Chez nos malades, la rétention incomplète d'urine est une cause permanente d'irritation du col, parce que cette vessie contenant déjà de l'urine pourra moins en recevoir, et il sera nécessaire de la vider plus souvent. Ces mictions fréquemment répétées seront à leur tour le point de départ d'une exagération dans la sécrétion urinaire, de sorte que plus les malades videront leur vessie, plus vite ils la rempliront; ils tournent dans un cercle vicieux. On pourrait presque dire que, toutes choses égales d'ailleurs, la polyurie sera d'autant plus grande que la distension vésicale sera elle-même plus marquée.

Cette distension vésicale n'est pas nécessaire pour déterminer cette polyurie; la simple irritation du col suffit à la produire; pour être convaincu, il n'y a qu'à voir ce qui se passe chez quelques tuberculeux urinaires. On sait que ces malades sont sujets à des crises douloureuses, accompagnées de ténesme vésical et de mictions fréquentes; or, ces crises douloureuses correspondent à des crises de polyurie; quand l'une cesse, l'autre disparaît (nous ne parlons pas ici de ceux dont le rein est manifestement altéré).

Donc la polyurie peut être le résultat d'un trouble simplement fonctionnel, je dirai même plus : il est infiniment probable qu'au début, cette polyurie est simplement fonctionnelle, n'est que le résultat de la stagnation de l'urine et de la distension vésicale ; ce n'est que plus tard qu'elle devient organique, quand la stase urinaire dans tout l'appareil a été assez prolongée pour déterminer la formation de cette néphrite proliférative secondaire. Alors les deux éléments agiront de concert ; le dernier (néphrite) continuant son évolution progressive, le premier (excitation réflexe) ajoutant ses effets pour augmenter encore cette excitation. Le rein ne sera pas impunément soumis pendant longtemps à cette filtration anormale indiquant une suractivité physiologique, sans en ressentir le contre-coup et traduire cette irritation constante par une prolifération du tissu conjonctif, qui sera le point de départ de tous les accidents ultérieurs. Cette manière de voir n'est pas je le répète une vue de l'esprit, mais la constatation de faits certains et bien observés, je veux parler de la diminution et même la cessation de la polyurie, survenant chez la plupart des malades, auxquels on enlève l'obstacle à l'émission des urines, à une période plus ou moins avancée de son évolution. Les observations pourraient être multipliées. Je cite les obs. 5 et 18 comme exemples. Ces faits sont d'autant plus démonstratifs qu'on les observe chez des rétrécis, chez des individus jeunes encore, qui se préoccupent davantage des troubles de leur miction dont ils connaissent la cause et aussi les conséquences ; aussi viennent-ils consulter à un moment où les lésions sont encore peu avancées. Il n'en est pas de même des prostatiques dont les préoccupations sont d'habitude moins vives, et dont l'affection est si lente et si insidieuse qu'ils s'en aperçoivent souvent quand le mal est irrémédiable.

Cette distinction entre la polyurie fonctionnelle et la polyurie réflexe est capitale et très-importante à établir ; car on en voit de suite les conséquences : *Supprimons aussitôt que possible l'obstacle à l'émission ;* dans ce cas, c'est-à-dire quand la polyurie sera limpide, on n'aura pas beaucoup à se préoccuper des troubles urémiques que présente le malade, surtout s'il est rétréci. Il faudra évidemment tâter sa susceptibilité, voir comment il réagit sous l'influence des moyens destinés à combattre son état général, voir si ses forces digestives deviennent meilleures (car en pareille circonstance on ne saurait procéder avec trop de prudence), mais d'une manière générale le pronostic est bénin. Sous l'influence, soit du cathétérisme évacuateur s'il s'agit d'un prostatique, soit de la dilatation progressive et surtout de l'uréthrotomie, s'il s'agit d'un rétréci, on verra la polyurie cesser ou diminuer beaucoup et avec elle disparaître cet état général qui seul souvent inspirait des inquiétudes.

Mais ce n'est pas toujours ainsi que se termine la scène. Sous l'influence du cathétérisme, comme cela s'est passé dans l'observation de M. Hérard (Union méd., 15 mai 1877) et dans beaucoup d'autres trop fréquentes pour être citées, mais aussi trop connues pour qu'il soit utile d'insister, sous l'influence du cathétérisme, dis-je, les urines se modifient, deviennent purulentes, alcalines, le passage de la sonde est douloureux, des envies fréquentes d'uriner surviennent, en d'autres termes une cystite s'est déclarée. Cette cystite, surtout chez les gens âgés, chez les prostatiques, donne lieu à de la pyélite accompagnée d'une fièvre et d'un état général dont nous étudierons tout à l'heure les caractères, et qui se termine par la mort ; ou bien au contraire il y a survie et il s'établit alors une pyélite chroni-

que entée sur cette dilatation des voies urinaires supérieures. Nous nous trouvons alors en face des cas peut-
être les plus fréquents et aussi les plus sérieux de la pratique, d'un ensemble symptomatique plus complexe et plus
grave : le malade est exposé à deux causes d'intoxication et
de dépérissement qui ajoutent leurs effets : d'une part, l'intoxication par les principes nocifs de l'urine dont l'élimination est incomplète, d'autre part, l'empoisonnement et la
déperdition constante dus à cette abondante sécrétion de
pus sur tout le parcours des voies urinaires.

Cette cystite, cette pyélite peuvent s'établir dans d'autres circonstances : il n'est pas rare de voir des sujets à la
suite de libations trop copieuses, à la suite d'un excès de
coït, de fatigues prolongées, quelle qu'en soit la nature,
être pris de rétention brusque et complète de l'urine ; cette
rétention complète survenant chez un individu dont la
vessie est saine a peu de gravité souvent par elle-même,
elle cesse assez facilement chez les rétrécis, sans qu'il soit
nécessaire d'avoir recours au cathétérisme, mais trop souvent répétée, elle amène un état de congestion chronique
des organes du petit bassin, qui conduit fatalement à la
cystite ; cette cystite devient l'origine de catarrhes purulents des voies urinaires supérieures et en même temps de
la stagnation urinaire, car elle favorise le relâchement des
parois vésicales déjà fortement mises à l'épreuve par
l'étroitesse de l'obstacle qu'elles ont à vaincre. Cette stagnation est suivie de la dilatation des uretères et du bassinet.

Chez les prostatiques, la dilatation en amont se com-
prend beaucoup mieux à cause de la faiblesse plus grande
des parois vésicales chez les vieillards et peut-être aussi à
cause du siège de l'obstacle lui-même, qui résisterait davantage aux efforts du muscle vésical. Quoi qu'il en soit,
la rétention incomplète avec tous ses accidents s'observe

beaucoup plus fréquemment chez les prostatiques que chez
les rétrécis.

Quelle que soit du reste la cause de la purulence, l'ensemble symptomatique est le même. C'est à ces cas que
l'on fait allusion quand on parle de cachexie urinaire. C'est
dans cette période, que l'on peut appeler à juste titre la
période de polyurie trouble, que l'on voit ce jaunissement,
cet amaigrissement dont nous parlions en faisant la symptomatologie de la néphrite interstitielle. Ce sont ces cas
que l'on a décorés du nom de *phthisie rénale* : l'émaciation
est extrême, la peau ressemble presque à du parchemin,
tant elle est sèche et rugueuse ; les troubles digestifs sont
à leur comble, non seulement la bouche est sèche et finit
par se couvrir de muguet, mais le dégoût des aliments est
complet, les malades sont tourmentés par des nausées,
des vomissements, le hoquet, la constipation à laquelle fait
place une diarrhée intense surtout à la fin de la vie. L'état
de la bouche n'est pas ici aussi remarquable que chez nos
malades atteints de néphrite suppurative ; chez la plupart
d'entre eux, sinon chez tous, il n'y a rien qui rappelle l'aspect typhoïde des autres, la bouche est sèche, la salive
peu abondante et acide, mais la langue n'a aucun enduit,
la muqueuse est simplement pâle et décolorée, comme tout
le tégument externe. La voix est cassée ; il survient une
petite toux sèche et quinteuse traduisant la congestion et
quelquefois la pneumonie hypostatique qui hâte la fin du
malade ; les battements du cœur deviennent irréguliers, le
pouls intermittent, inégal, sans que rien à l'auscultation
vienne en révéler la cause.

A cette période appartient surtout cette urine que
M. Guyon a qualifiée de *rénale* et dont les caractères sont
très nets et absolument certains. Cette urine est augmentée de quantité ; il y a polyurie, comme dans la période

précédente, la quantité des urines varie entre 2,000 et
5,000 grammes, d'habitude, l'urine est acide à moins de
cystite aiguë intercurrente auquel cas elle devient rapidement ammoniacale et alors peut le rester jusqu'à la mort;
cette persistance de l'état ammoniacal est un signe de mauvais augure. Mais son caractère important est d'être trouble à l'émission et de rester telle malgré le repos; on la
voit alors composée de deux couches, l'une supérieure,
comprenant la presque totalité du liquide est d'un blanc
laiteux, l'autre inférieure, variant de hauteur suivant
l'ancienneté et la gravité de la lésion, est constituée uniquement ou presque uniquement par du pus, elle a un
aspect verdâtre. Ces caractères étaient très nets dans les
observations 1, 2, 3, 4 et 5. Cette polyurie persiste presque
jusqu'à la mort du malade, sinon d'une façon absolue, au
moins d'une façon relative. On conçoit que lorsque le patient touche à sa fin, alors que les fonctions sont absolument réduites à l'état rudimentaire, la fonction rénale soit
elle-même fortement atteinte; mais alors qu'il ne prend
presque plus rien, on le voit uriner un litre et deux litres;
l'état du rein paraît influer beaucoup sur cette sécrétion,
mais en sens inverse de ce qu'on pourrait penser. C'est
ainsi que le malade de l'obs. 2 qui avait un rein absolument détruit et l'autre rein en très mauvais état, urinait
3 litres et demi, trois jours avant la mort. Dans ces cas là,
même le jour de la mort, il n'y a pas d'anurie et on trouve
toujours, à moins que le malade ne porte une sonde à demeure, une quantité quelquefois assez considérable d'urine
dans la vessie. Cette polyurie énorme peut donc avoir une
valeur diagnostique très considérable, je n'oserais pas
dire que la polyurie est en raison directe de l'altération du
rein, mais, dans tous les cas, nous pouvons dire hardi-
ment : « La quantité de pus est en raison directe de cette

altération. » Les dépôts épais de pus au fond des vases correspondent à des dilatations énormes des uretères, des calices et du bassinet, et à la destruction du parenchyme rénal. Aussi ce n'est pas à ce moment que nous aurons à observer chez ces malades les poussées aiguës de fièvre qui viennent souvent interrompre la monotonie de l'évolution et dont nous parlerons. Ces malades, si au début ils ont une certaine élévation vespérale de la température, plus tard deviennent absolument torpides : c'est à peine si le soir on constate cette ascension en quelque sorte physiologique du thermomètre, et ils meurent presque toujours avec un abaissement thermique ; comme des urémiques en un mot.

A l'autopsie, on trouve une lésion qui est toujours la même : dilatation des calices et des bassinets, épaississement considérable de leur muqueuse qui atteint un millimètre d'épaisseur et plus, vascularisation, état tomenteux. Le rein est creusé d'une foule de cavités correspondant aux calices dilatés et remplies d'une matière purulente, souvent visqueuse et gluante, et à réaction alcaline, ce que montre le papier de tournesol qu'on y dépose. La lésion atteignant le parenchyme rénal est différente ; ou bien c'est une sclérose simple sans suppuration apparente, ou bien au contraire la substance du rein et en particulier toute la substance corticale offre une teinte jaunâtre au milieu de laquelle on distingue des points plus clairs, du volume d'une lentille environ, formés par une petite masse plus liquide : les portions jaunâtres sont constituées par la substance corticale et les colonnes de Bertin infiltrées de pus, les points plus clairs sont de petits abcès miliaires. Il nous a semblé que la réaction ammoniacale ne s'observait que dans les cas où ce qui restait du rein était atteint de suppuration chronique. Dans les cas, au con-

traire, où la dilatation ne s'accompagnait que de sclérose
rénale, la réaction était acide ou neutre : c'est ce qui avait
lieu chez notre calculeux Proust (obs. II) et chez Léonard (obs. I). Il y aurait peut-être là un moyen de distin-
guer la sclérose rénale de la pure suppuration chronique du
rein. Ce n'est guère que dans ces cas de suppuration à
marche lente et chronique que l'on observe très nettement
à l'œil nu la propagation de la suppuration, à travers les
pyramides, des calices vers la substance corticale, sous la
forme de petits tractus jaunâtres ou même d'abcès médul-
laires.

Quand, dans ces conditions, on observe des abcès dans
l'intérieur du parenchyme rénal, ils révèlent une forme
torpide ; il semble que ce soit plutôt une dégénérescence
granulo-graisseuse, se terminant en quelques points seulement par suppuration franche, la plupart des régions
altérées n'ayant pas encore eu le temps de présenter ce processus, tant la marche en est lente, c'est ce que nous voyons
dans les observations III et XVI ; mais, au fond, qu'impor-
tent ces différences ? Ce qui est vraiment important ici, c'est
la lésion primitive, l'altération des calices et du bassinet ;
c'est elle avant tout qui est la cause première des accidents observés, la suppuration n'est qu'un épiphénomène ;
et la preuve, c'est qu'elle peut manquer d'un côté, là où le
rein trop sclérosé n'est plus susceptible de suppuration.
Du reste, les malades dans ces cas-là meurent comme ceux
dont le parenchyme rénal n'existe presque plus. Il n'y a à
cela rien d'étonnant ; somme toute, le résultat final est le
même, la destruction de l'appareil excréteur et les conditions dans lesquelles se fait cette destruction expliquent
cette similitude des symptômes. Les deux lésions marchent
lentement, graduellement : ici les tubes sont étouffés par

la sclérose rénale, là ils sont étouffés par la suppuration et envahis par la dégénérescence des cellules épithéliales.

La fièvre à laquelle les malades sont exposés et dont nous avons parlé, a reçu de M. Guyon le nom de forme lente ou chronique de la fièvre urineuse, elle est caractérisée par une ligne thermique dont la moyenne dépasse de quelques dixièmes de degré à un degré la moyenne de la température normale, interrompue de distance en distance par des poussées fébriles. Cette fièvre, qui paraît peu forte, est en réalité assez élevée si l'on songe que les malades qui en sont porteurs sont sous le coup d'une intoxication chronique, dont le propre est d'abaisser la température ; de même, dans l'ictère, on a l'habitude de trouver fréquent un pouls qui dépasse la normale de 10 à 20 pulsations, parce qu'on sait que la résorption des éléments de la bile a précisément pour effet de ralentir les battements du cœur. La courbe de Barbier (Louis) (obs. XVI) est concluante à cet égard.

Cette fièvre avec cette allure a évidemment un caractère de gravité assez grand parce qu'elle ajoute une cause de dépérissement à tant d'autres qui existent déjà ; mais son absence ne doit pas être un motif de sécurité ; au contraire, pourrait-on dire : ce ne sont pas les manifestations les plus bruyantes qui sont les plus dangereuses. Comparez cette fièvre avec l'accès qui suit l'enlèvement de la sonde à demeure après l'uréthrotomie : quel bruit, quel fracas et cependant quelle bénignité dans l'immense majorité des cas !!!

Cette fièvre paraît ne s'observer que chez les malades atteints de suppuration chronique du rein ; il semble qu'elle soit déterminée par une poussée aiguë venant activer la suppuration.

Douleur. — C'est dans cette forme de lésion qu'on rencontre ce signe sur lequel on a voulu à tort baser le diagnostic, je veux parler de la douleur rénale ; celle-ci existe soit spontanée, ce qui est assez rare, soit à la pression, ce qui est plus fréquent. Elle n'existe guère d'une façon bien nette que dans la moitié des cas, et encore faut-il la chercher. Souvent elle est beaucoup plus marquée d'un côté que de l'autre, sans que l'autopsie en donne l'explication ; je dois ajouter qu'elle est moins marquée ici que dans le cas de néphrite suppurative vraie et surtout de phlegmon périnéphrique.

La *durée* de ces accidents est très variable suivant les cas que l'on considère ; en principe, on peut dire qu'elle est plus longue chez les rétrécis et les calculeux que chez les prostatiques, c'est-à-dire chez les jeunes gens que chez les vieillards. Que l'on considère l'observation du calculeux Proust (obs. III) et celles du rétréci (obs. IV) ; à quelle époque ont débuté les altérations chez le premier ? Peutêtre à une première attaque de colique vers l'âge de 8 ans : les altérations sont si avancées qu'il est permis de le supposer. Chez le rétréci, déjà en 1872, lors de sa première apparition dans le service, on note que les urines sont troubles et que le malade est polyurique : il y avait donc au moins sept ans que ce malade était porteur de sa lésion rénale, que conclure de là ? que ces altérations peuvent durer un très long temps ; il semble que chez les individus jeunes, les organes puissent s'habituer à un nouveau *modus vivendi*, surtout quand les lésions sont lentes et progressives et que l'accoutumance par conséquent peut s'établir. Le tube digestif s'est peu à peu habitué à ce rôle anormal de sécrétion de l'urine ; les organes eux-mêmes ont pris peu à peu l'habitude de recevoir un sang vicié ; assurément ils manifestent leur souffrance, puisque tout l'individu lui-même en porte l'empreinte, mais, en somme, ils ne refusent leur service que quand la mesure est comble, et alors la mort survient. Chez les prostatiques, au contraire, quand la mort ne survient pas à bref délai par le fait d'une néphrite suppurative aiguë, le passage à l'état chronique ne dure pas longtemps et les malades ne survivent guère plus d'un an ou deux à l'apparition de la pyélite (chez Jolivet, obs. III, les premiers symptomes de l'hypertrophie prostatique datent de deux ans environ). Pendant ce temps, leur vie, comme celle des rétrécis dans les mêmes conditions, n'est qu'une série d'ennuis et de souffrances : tourmentés par de fréquents besoins d'uriner ou par la nécessité du cathétérisme, sollicités par une soif vive, ils perdent, avec le goût des aliments, leurs couleurs, leurs forces ; de temps en temps surviennent des vomissements, des céphalalgies, de la diarrhée qui est pour eux un phénomène salutaire, car, outre qu'elle les débarrasse d'un souci persistant et intense, la constipation, elle fait taire pour un instant les troubles nerveux et digestifs qui ont pour eux une bien autre importance. En somme, pendant un certain temps, ils vivent de cette vie purement végétative, jusqu'à ce qu'une poussée aiguë ou les progrès naturels de la lésion viennent les emporter, et ce n'est guère qu'aux derniers temps de la vie que s'applique ce tableau pitoyable que j'ai essayé d'esquisser au début de ce chapitre de la polyurie trouble.

On n'observe guère que quelques jours avant la mort des troubles respiratoires. Nous n'avons pas vu dans nos salles de malade présentant le type respiratoire de Cheyne-Stokes, mais tous ont la respiration haute, suspirieuse, très fréquente. Ces troubles respiratoires pourraient être rapportés à une stase pulmonaire intense, mais dans d'autres circonstances une pareille explication ne pourrait suffire et c'est bien l'intoxication urineuse que nous devons invoquer. (Ex. : les obs. I et III.)

Quelles indications thérapeutiques peut-on tirer d'un pareil ensemble ? Assurément, elles sont fort restreintes, néanmoins tout n'est pas désespéré : tant s'en faut. Arrivé à cette période-là, le malade a peu de chances de guérir, les altérations sont trop avancées pour qu'on puisse espérer, je ne dis pas de les faire rétrograder, mais même de les maintenir dans l'état ; nous ne sommes plus à cette période où la polyurie peut être simplement le résultat de l'irritation réflexe du rein ; il y a réellement des lésions, dont ne témoignent que trop la purulence des urines et leur état laiteux ; mais néanmoins il ne faut pas désespérer surtout chez les rétrécis : ainsi Laroche (obs. V) a retiré un bénéfice de son uréthrotomie. Mais c'est ici qu'il faut redoubler de prudence, surtout quand on se trouve en face d'un prostatique ou d'un calculeux ; la moindre imprudence, la moindre tentative prématurée peut tout compromettre. Tenter une opération. même un simple cathétérisme dans ces conditions est quelquefois très dangereux. Voyez l'influence de l'intervention chez le calculeux de Proust ; voyez l'influence du refroidissement chez le malade de Barth (obs. VI) ; et cependant chez le premier on n'a fait qu'un cathétérisme qui n'a même pas été douloureux : à partir de ce moment, une petite élévation de température, un peu plus de pus dans les urines et quatre jours après le malade n'était plus, sans presque laisser au chirurgien le temps de poser les indications d'une taille. C'est, suivant une expression bien connue, une véritable traînée de poudre enflammée, ici par la main du chirurgien, qui avait cependant besoin d'être renseigné pour poser un diagnostic, là par l'imprudence du malade.

Aussi dans ces cas, avant de rien faire, faut-il tâter le

malade ; pour cela, c'est au traitement médical qu'il faut s'adresser. Il faut essayer la susceptibilité des organes, voir s'ils sont encore en état d'exécuter leurs fonctions et en même temps préparer le patient à recevoir ce *traumatisme*, qui serait si léger et passerait inaperçu chez un individu sain, qui ici peut avoir les plus terribles conséquences. J'ai employé à dessein le mot de *traumatisme*, parce qu'il exprime ce qui doit être dans la pensée du chirurgien qui introduit un instrument dans l'urètre et la vessie d'un sujet aussi profondément atteint, quelles que soient d'ailleurs son habileté opératoire et la douceur de ses manœuvres.

Ces indications, médicales pour ainsi dire, se réduisent à deux : expulser, autant que faire se peut, le poison de l'économie par quelques purgatifs salins, qui ont, comme on le sait, la propriété de faire sécréter la muqueuse intestinale, et par des frictions sèches destinées à activer les fonctions de la peau, qui est l'appareil complémentaire des reins ; enfin, deuxième indication, relever les forces du malade par des toniques, des amers, et par les aliments qui sont le plus facilement supportés, le lait en premier lieu.

Si la réponse de l'organisme n'est pas favorable, mieux vaut s'abstenir, on y gagnera en considération et on n'aura pas à se reprocher d'avoir abrégé la vie du malade par une intervention intempestive. Il est incontestable que nous ne parlons pas ici des cas de rétention complète, car alors une indication prime les autres : rétablir le cours des urines de quelque manière que ce soit. Ce n'est, d'une manière générale, qu'après avoir constaté les heureux effets de la thérapeutique médicale, que l'on sera en droit d'instituer le traitement chirurgical avec quelques chances de succès ; sinon, tout est voué au hasard, et une médecine vraiment scientifique ne doit pas se contenter d'à peu près. Néanmoins quelques chances qu'on ait mises de son côté, il faut bien se souvenir de ce fait que la polyurie trouble est toujours d'un pronostic sérieux et commande au chirurgien la plus grande réserve.

Le *diagnostic* de la néphrite interstitielle devient facile quand on est prévenu de la relation possible des troubles urinaires avec des troubles du côté du système nerveux et du tube digestif ; faute de cette donnée le diagnostic pourrait s'égarer. En général, se méfier des individus pâles, amaigris, affaiblis, se plaignant de troubles digestifs persistants, d'une soif et d'une sécheresse de la bouche, symptômes contre lesquels les médications les plus rationnelles auraient échoué. Interrogez la miction au point de vue de la fréquence et de la quantité d'urine, elle vous éclairera ; au besoin explorez directement l'appareil urinaire comme l'ont fait si judicieusement MM. Guyon, Hérard et Peter : (obs. VIII), et du même coup on aura fait le diagnostic anatomique et le diagnostic étiologique ; car les caractères qui distinguent vraiment la sclérose primitive de la secondaire, c'est que dans la première le malade vide sa vessie, dans la seconde, quoiqu'il urine beaucoup et souvent, il ne la vide pas. Je ne parle pas de l'albuminurie qui est très rare dans la néphrite secondaire, mais qui peut manquer aussi dans la primitive.

Dans la seconde période, la période de polyurie trouble, le diagnostic se fait rien qu'à la simple inspection des urines : aspect laiteux de la masse, au fond dépôt purulent ; d'où l'expression si vraie *d'urines rénales* donnée à ces urines par le professeur Guyon.

Néphrite aiguë.

La néphrite aiguë est la seconde des altérations que peut subir le rein chez les individus atteints d'une lésion de voies urinaires.

Cette néphrite peut être suppurative ou non. Nous ne nous occuperons tout d'abord que de la néphrite suppurative, c'est-à-dire de celle qui est le plus souvent mortelle, celle dont les lésions, diagnostiquées pendant la vie, ont été confirmées par l'autopsie. Nous verrons après cela s'il nous est possible d'établir le diagnostic de la néphrite qui n'a pas emporté le malade.

Nous verrons que nous nous trouvons dans les deux cas en présence des mêmes symptômes locaux et généraux ; de cette façon nous pourrons établir une comparaison et dire que nous avons affaire à une même lésion dont la terminaison a été différente suivant les exemples que l'on envisage.

1° NÉPHRITE SUPPURATIVE.

Comme nous l'avons déjà dit, elle n'est le plus souvent qu'un épiphénomène venant ajouter ses effets à d'autres préexistants. Elle ne se développe guère que chez les individus atteints de pyélite et d'urétérite. On a signalé des cas dans lesquels le rein était suppuré consécutivement à une lésion de la vessie ou de l'urèthre sans qu'on pût trouver dans les uretères et même le bassinet la trace de cette propagation. Nous avouons n'avoir jamais vu de faits semblables, et nous craignons fort qu'ils ne soient dus à une observation inattentive des pièces anatomiques.

Cette néphrite suppurative peut survenir chez des individus dont les uretères et les reins sont d'ailleurs sains, ou bien sont atteints de dilatation simple ou de distension avec pyélite ; les derniers sont beaucoup plus exposés que les premiers à la suppuration, et cela se conçoit aisément : la prédisposition existe, il ne manque que l'occasion pour qu'elle se produise. Cette occasion, les simples cystites suffisent à la produire, cystites suite de rétention, suite d'excès, cystites *a frigore*, cystites par cathétérisme, et la néphrite se trouve constituée.

Quelle est la pathogénie de cette néphrite? Pour quelques auteurs, M. Reliquet entre autres, cette suppuration rénale serait la conséquence de l'intoxication urineuse, et il compare ces abcès rénaux aux abcès articulaires, musculaires qu'on observe quelquefois dans le cours des maladies des voies urinaires, surtout à la suite d'opérations (1). Philips paraît adopter cette manière de voir quand il parle de fièvre urineuse compliquée de néphrite.

Assurément cette théorie a pour elle l'apparence des faits anatomiques (mais malheureusement ce n'est pas sur ces faits que s'est appuyé M. Reliquet pour expliquer ces abcès du rein). Nous avons été frappé, dans les autopsies assez nombreuses que nous avons pu faire, de cette circonstance : que beaucoup des reins atteints de suppuration que nous avons examinés n'offraient pas à l'œil nu ces altérations, décrites par les auteurs comme caractéristiques de la néphrite suppurative secondaire. Ainsi dans ces cas, quelque soin que nous ayons apporté dans l'examen, nous n'avons

(1) M. Reliquet. Traité des opérations des voies urinaires.

jamais pu voir dans la substance médullaire ces traînées blanc-jaunâtres, divisant les pyramides de Malpighi en autant de coins, séparés par des tractus purulents allant jusqu'à la substance corticale, où se montraient des foyers de pus, plus ou moins volumineux.

Souvent, au contraire, quoique les lésions fussent très avancées dans la substance corticale, qui était quelquefois farcie d'abcès, la substance médullaire était simplement congestionnée et n'offrait pas la moindre trace de suppuration, elle était là comme une espèce de zone neutre entre la couche corticale suppurée et les calices manifestement enflammés; malgré les apparences, nous croyons que l'inflammation de la périphérie du rein est consécutive à celle des calices et du bassinet. Comment donc relier ces faits? Nous croyons avoir trouvé une explication qui rend suffisamment compte des lésions observées. Mais disons auparavant que nous avons encore été frappé de cet autre fait, c'est que tous les malades qui ont succombé à la néphrite suppurative et dont nous avons fait l'autopsie étaient tous des vieillards, ou tout au moins des gens ayant dépassé l'age adulte. Chez la plupart, nous avons noté autant que possible les altérations du système vasculaire général et aussi celles de l'artère rénale, et nous avons pu constater que cette artère était manifestement altérée, soit qu'elle fût rétrécie ou striée en travers, soit qu'elle présentât des plaques athéromateuses.

De plus, un certain nombre avaient des reins petits, *indurés*, présentant des kystes à leur surface, la substance corticale était diminuée d'épaisseur; quelquefois la capsule était adhérente et la surface du rein inégale et bosselée. Nous trouvions là en un mot tous les caractères d'une néphrite interstitielle primitive; car souvent, s'il existait de la dilatation des calices et des bassinets, elle n'était pas toujours assez considérable pour expliquer cette induration, puisque les pyramides avaient leur sommet à peine ébréché. De plus, la néphrite secondaire ne donne pas lieu à ces altérations de la couche périphérique ; le rein alors a une surface lisse, unie, ne présente pas de kystes, et l'altération commence d'abord par les pyramides avant d'envahir la couche médullaire.

Nous sommes parti de ces faits et nous nous sommes demandé si cette néphrite interstitielle primitive ne jouait pas un rôle important dans la production de cette suppuration, si cette scléro-glomérulite des vieillards, comme on l'a appelée, ne favorisait pas la production du pus par l'obstacle apporté à la circulation, et si cette suppuration ne se faisait pas surtout autour des glomérules. Or l'examen microscopique a répondu à notre attente ; nous avons prié notre ami M. Rémy, directeur du laboratoire d'anatomie pathologique à la Charité, d'examiner quelques préparations : il est résulté de cet examen ce fait, c'est que dans les points où la suppuration n'avait pas rendu les éléments méconnaissables, c'est-à-dire dans les points où l'on pouvait saisir la lésion en voie d'évolution, on voyait, autour des glomérules devenus scléreux, une extravasation considérable de globules blancs, en d'autres termes un abcès en voie d'évolution. L'examen histologique venait donc donner raison à nos vues théoriques. Voici donc comment il serait possible d'expliquer la production de ces abcès corticaux.

L'inflammation aiguë ascendante envahit aussi bien le parenchyme rénal que les calices et les bassinets. La congestion intense qui en est le début peut rester peut-être sous cette forme dans la muqueuse des voies d'excrétion, mais dans le rein elle produit d'autres désordres. La circulation étant activée, les glomérules ne peuvent plus suf-

fire au débit du sang : il y a donc dans le petit système porte
un embarras circulatoire qui a pour résultat l'extravasation de globules blancs en quantité plus ou moins considérable ; les abcès seraient surtout glomérulaires et par conséquent miliaires. C'est sous cette forme qu'on les observe
le plus souvent quand la mort a été rapide (huit à dix jours
après le début des accidents). Ils ne deviennent plus volumineux qu'en se rapprochant les uns des autres, et même
alors ils gardent encore la trace de leur origine. Ainsi chez
Barbier (Anatole), où ces abcès avaient atteint le volume
d'une noix, nous avons vu (ce qui nous a fortement étonné)
que malgré une large incision ces abcès se vidaient à peine.
Pour les évacuer il fallait exercer une forte pression, absolument comme si le pus avait été contenu dans une éponge,
et effectivement c'était bien là une éponge purulente, car
au moyen de pinces on pouvait tirailler et déchirer une
foule de petits tractus celluleux qui divisaient la cavité de
l'abcès en autant de petites logettes. Nous avons comparé
la texture de ces abcès à celle du corps vitré. Nous ferons
observer en passant que ces lésions ne viennent pas confirmer l'opinion de M. Reliquet sur l'origine de ces abcès.

Tels sont les faits que nous avons vu ; nous ne nions pas
tant s'en faut l'existence des néphrites suppuratives secondaires vraies, c'est-à-dire celles dans lesquelles on observe
la propagation manifeste de la suppuration des calices vers
la substance corticale à travers les pyramides. Elles ont
été trop bien étudiées et décrites pour qu'il me vienne à
l'esprit de les mettre en doute ; mais elles me paraissent
n'avoir pas la même origine ni se rattacher à la forme aiguë
de la néphrite suppurée ; elles sont, si cependant nos observations sont suffisantes pour conclure, l'apanage exclusif
des néphrites suppuratives chroniques, dont la marche est
en tout semblable à celle des néphrites scléreuses secon-

daires ; les lésions de la substance médullaire ne se rencontrent pas ici, car le processus est beaucoup plus rapide, il est même si rapide que sans l'idée d'une altération préexistante, on ne s'expliquerait pas comment des abcès ont pu se former aussi vite et la mort arriver aussi promptement. Mais ces lésions secondaires ne sont que l'expression des altérations profondes qu'avait déjà subi le rein. Celui-ci,en effet, primitivement sclérosé, par conséquent devenu légèrement insuffisant pour la dépuration, voit tout-à-coup une congestion intense l'envahir ; l'embarras circulatoire, qui existait déjà, est tout à coup augmenté, la secrétion des principes excrémentitiels diminue, d'où tous les accidents que nous allons maintenant décrire.

Symptômes. — Les symptômes de la néphrite suppurative ont tous été signalés par les auteurs qui se sont occupés des voies urinaires, ils les ont tous observés après les opérations, quelles qu'elles fussent, pratiquées sur les voies d'excrétion de l'urine, passages de sonde, tentatives de dilatation, lithrotritie, taille, mais tous ne les ont pas rapportés à leur véritable cause : ils voyaient bien une relation entre les irritations du canal ou de la vessie et ces accidents, mais pour les uns c'étaient des accidents de l'intoxication urineuse par absorption (Velpeau, Perdrigeon, Civiale, Maisonneuve, Saint-Germain, Sédillot, Reliquet, Gosselin), quelques-uns y voient de l'infection purulente (Chassaignac, Icard), d'autres enfin rapportent les symptômes observés aux altérations des reins (Verneuil, Philips, Mauvais, Marx, Dolbeau, Malherbe, Jean, Guyon).

Pour bien être édifié sur cette symptomatologie, nous avons compulsé nos observations personnelles suivies d'autopsies et celles du même genre trouvées dans les ouvrages (nous n'en donnons que quelques-unes à la fin de notre travail, qu'on peut considérer comme typiques), et avec ces documents nous avons fait la symptomatologie de cette forme de néphrite. Tout d'abord, nous avons éliminé les cas compliqués, ceux dans lesquels, en même temps que les lésions du rein, on trouvait des altérations pouvant modifier la physionomie propre de la néphrite aiguë ; mais cn peut s'apercevoir bientôt que ces altérations secondaires ne jouent qu'un rôle assez faible dans la symptomatologie générale ; elles ne modifient guère que les manifestations locales.

Cette symptomatologie n'a rien de neuf, hâtons-nous de le dire : on en trouve une description, à la rigueur suffisante, dans tous les auteurs classiques et notamment dans les ouvrages de Roseinstein et M. Lecorché ; nous signalerons surtout l'excellent article de M. Lancereaux sur la néphrite suppurative (Dictionnaire encyclop., art. Rein) ; mais ces descriptions sont écourtées ; leur lecture laisse dans l'esprit un vague dont les auteurs eux-mêmes n'ont pas su se garer et qu'ils traduisent souvent en matière de conclusion finale. Nous trouvons ici, nous oserons dire, le défaut capital que nous avons signalé à propos de la néphrite interstitielle secondaire, une préoccupation trop grande des signes tirés de l'examen direct des urines. Cet examen nous donnera encore des renseignements utiles, mais ils seront insuffisants ; ce n'est pas encore sur eux qu'il faut surtout nous appesantir. De plus, on nous paraît quelquefois avoir confondu les symptômes vésicaux avec les troubles dépendant de la lésion du rein.

La néphrite aiguë s'annonce assez souvent par un frisson qui, en général, n'a pas l'intensité de celui qui marque le début de l'accès aigu franc de l'intoxication urineuse, en d'autres termes, celui qui suit un cathétérisme laborieux ou l'enlèvement de la sonde à demeure après l'uréthrotomie. Souvent la température s'élève sans bruit, et ce n'est que par le malaise et l'ensemble des autres symptômes que l'on est amené à chercher la fièvre. Disons cependant qu'un grand nombre de malades se plaignent d'avoir eu quelques frissons erratiques. Ces frissons et la fièvre sont en général plus forts chez les jeunes sujets que chez les vieux, le thermomètre atteint 38,5, 39, quelquefois 40° ; en même temps surviennent un ou plusieurs vomissements alimentaires ou bilieux ; nous observons alors tous les caractères de l'état fébrile, mais avec une intensité si anormale, que même chez un sujet qu'on ne saurait pas atteint d'une lésion des voies urinaires, il faudrait porter son attention de ce côté. En effet, la céphalalgie est intense et devient quelquefois le symptôme le plus accusé et le plus douloureux. Au moment des accès de fièvre, le délire apparaît plus ou moins bruyant pour disparaître momentanément dans l'intervalle des accès ; vers la fin de la vie la perte de connaissance est presque complète, le délire est continu et ne cesse que pour faire place au coma. Les voies digestives réagissent ici comme dans la néphrite interstitielle avec une intensité remarquable ; non seulement on observe ces vomissements, cet état nauséeux déjà signalés, mais l'odeur, la vue, le souvenir des aliments suffisent à déterminer la nausée et le vomissement chez quelques malades. La bouche est sèche, la soif vive, la langue prend un aspect tout particulier qui a permis à M. Guyon de qualifier cet état du nom de la *langue urinaire* ; elle est sèche, râpeuse, comme cornée dans les états graves, elle est rouge sur les bords, noire au milieu et surtout à la base ; la réaction du liquide buccal est acide ; les sécrétions buccales sont presque totalement abolies ; les mouvements de la langue sont excessivement difficiles, d'où des difficultés très grandes de la parole, de la mastication et de la déglutition ; celle-ci est encore empêchée par la sécheresse insupportable du pharynx, sécheresse qui s'étend aux cordes vocales et rend la voix pénible, cassée.

Dans les cas moyens au contraire, ou bien qui se prolongent, l'état de la cavité buccale n'est plus aussi marqué, l'absence de la sécrétion buccale existe toujours et par suite la sécheresse ; seulement, la langue est toujours recouverte d'enduits blanchâtres, épais, tenaces, persistants, et cette persistance est précisément un caractère.

A ces troubles correspond une constipation opiniâtre le plus souvent, quelquefois cependant on note des alternatives de constipation et de diarrhée. Quand on provoque le flux intestinal, on voit les symptômes des voies digestives supérieures s'amender ; mais à la fin, indépendamment des nausées, des vomissements, survient une diarrhée très abondante, fétide, du plus mauvais augure. A côté de ces troubles, M. Guyon en a signalé d'autres qui n'ont évidemment pas la même valeur que les précédents, mais qui néanmoins viennent apporter leur contingent au diagnostic et le corroborer : nous voulons parler des troubles circulatoires, qui consistent dans des inégalités et surtout des irrégularités du pouls ; ils apparaissent d'ordinaire en même temps que les autres troubles et persistent autant qu'eux ; mais quelquefois ils sont prémonitoires de l'élévation de la température, et M. Guyon a pu, dans certains cas, prédire une élévation de température par la simple constatation de cette irrégularité n'existant pas auparavant. Contrairement à ce que nous avons observé dans la néphrite interstitielle et la pyélite chronique, la peau est souvent couverte d'une sueur visqueuse, quelquefois assez abondante, qui ne marque pas toujours le dernier stade d'un accès de fièvre, car on l'observe souvent en dehors de toute élévation thermométrique ; cette sueur semble témoigner des efforts que fait l'organisme pour se débarrasser du poison qui circule dans ses vaisseaux.

Quant à la *douleur* rénale, elle est très variable. Certains malades, et ce sont les plus rares, se plaignent spontanément : chez d'autres au contraire il est nécessaire d'attirer l'attention de ce côté pour la trouver ; par l'exploration méthodique, on la provoque toujours ou presque toujours ; plus ou moins vive suivant les sujets, la douleur n'est pas égale des deux côtés, un côté est presque toujours plus douloureux que l'autre. Souvent un seul répond à l'examen : c'est tantôt le droit, tantôt le gauche indifféremment ; comme on le voit, nous sommes loin ici de ces douleurs horribles dont parlent quelques auteurs, se propageant du côté des uretères, du testicule et arrachant des cris de souffrance aux malades. Ces douleurs là nous paraissent plus volontiers être des crises de coliques néphrétiques qui du reste peuvent coïncider avec une néphrite, mais la néphrite n'en est pas la condition déterminante : l'une et l'autre relèvent de la même cause, la présence d'un calcul dans l'uretère ou dans le bassinet.

Les urines pendant ce temps sont à peine modifiées soit en qualité, soit en quantité ; elles restent à peu près ce qu'elles étaient ; la cystite y apporte des modifications consistant dans la présence anormale du sang ou dans l'augmentation de la quantité de pus, mais la lésion rénale ne paraît pas elle-même en modifier la nature. De même au point de vue de la constitution chimique : la longue pratique de M. Guyon et les assertions de Roseinstein nous permettent de dire que les modifications qualitatives sont peu étendues et en tout cas ne peuvent pas beaucoup fixer le diagnostic, Roseinstein dit que cependant la quantité des phosphates peut être augmentée. Quoi qu'il en soit, nous pouvons dire et affirmer, en nous appuyant sur nos

observations personnelles et surtout sur celles de M. Guyon,
que la quantité d'urine ne subit pas de modifications notables, et que si dans les derniers jours de la vie la quantité
d'urine s'abaisse, cela tient, non à la lésion rénale, mais à
l'état général du malade ; c'est par conséquent un phénomène commun à toutes les maladies, quelques jours avant
la mort. Nous n'avons pas ici d'exemple d'anurie comme
on en a cité quelques cas : ces faits appartiennent aux obstructions des voies d'excrétion supérieures par des calculs
et sont des anuries d'origine calculeuse. Un certain nombre
de ces faits ont été présentés dernièrement à la Société anatomique et à la Société médicale des hôpitaux. (Tenneson,
Soc. med. des hôpitaux, 1879.)

Ceci dit sur la symptomatologie générale de la néphrite
aiguë, il est utile de revenir sur quelques points spéciaux,
en particulier sur la fièvre et les troubles digestifs.

1° La *fièvre*, dans la néphrite aiguë, a des caractères qui
lui sont propres : c'est une fièvre continue à accès intermit-
tents. Je ne dis pas continue rémittente, l'expression ne
serait pas encore vraie, car les ascensions thermométriques
sont séparées quelquefois par des intervalles plus ou moins
longs *d'apyrexie et d'apyrexie complète.*

Ces ascensions thermométriques sont plus ou moins
hautes ; j'ai déjà dit qu'elles m'ont paru être moins élevées
chez les urinaires anciens que chez les urinaires de date récente, où elles atteignent fréquemment le chiffre de 40°,
tandis que chez les autres elles se bornent quelquefois au
chiffre de 38°,5 et même 38°.

Ces poussées thermométriques sont variables comme
durée, de même qu'elles le sont comme hauteur : tantôt elles
ne durent qu'un jour et paraissent alors ressembler à un
accès de fièvre intermittente ou à un accès urineux simple,
tantôt au contraire elles durent plusieurs jours, mais alors

en général elles sont moins élevées et paraissent décrire une courbe assez régulière, ayant sa période d'ascension et sa période de descente ; dans ce dernier cas, la fièvre évolue plus sourdement et a besoin d'être recherchée au moyen du thermomètre, car souvent rien dans l'aspect du malade ne la trahit. On trouvera des exemples de ces différentes formes dans les observations.

Les intervalles d'apyrexie absolue ou relative qui séparent ces périodes fébriles sont variables ; tantôt ils ne sont que d'un ou deux jours, tantôt au contraire ils sont de plusieurs jours et même d'une semaine. La courbe de Barbier, Anatole (obs. XV), qui malheureusement a été perdue, mais dont le souvenir est resté présent à l'esprit de tous ceux qui ont vu le malade, était caractéristique à cet égard. Cette courbe d'une très grande uniformité, dont la ligne d'ensemble oscillait autour de 37°, présentait tous les cinq ou six jours, et même plus, une ascension peu élevée d'une durée variant entre deux et quatre jours ; il en est de même de l'observation de Barbier, Louis (obs. XVI).

Mais souvent ces accès des fièvre ne sont pas séparés par des intervalles apyrétiques aussi considérables, et la forme de la courbe est toute différente. (Voir la courbe de Sainsaurd, obs. XVII).

C'est à cette fièvre que M. Guyon a donné le nom de 2me type de la forme aiguë de la fièvre urineuse, le 1er type étant caractérisé par l'accès urineux franc.

Cette forme de fièvre est assez caractéristique de la néphrite aiguë. Elle ne s'observe avec ce type que dans la néphrite aiguë : aucune des autres affections fébriles de la vessie ou de l'urèthre, si tant est qu'il en existe, ne lui donne ce caractère.

Les affections de la prostate ont une courbe bien différente (je mets en regard exprès des tracés de prostatite

suppurée); la courbe de l'infiltration urineuse ne lui ressem
ble pas davantage ; il suffit de consulter les tracés pour
s'en rendre compte ; dès qu'on a donné issue au foyer urino-
purulent, la température baisse pour ne plus se relever, si
l'infiltration est la seule lésion dont le malade soit porteur.
Dès que le cours des urines est rétabli, dès que le liquide
septique ne peut plus s'épancher dans le tissu cellulaire et
a un libre écoulement au dehors, dès qu'en un mot la cause
d'intoxication est supprimée, il n'y a plus de raison pour
qu'elle ait des manifestations, et la fièvre cesse.

Quant à la cystite, il y a déjà longtemps qu'il est établi
qu'elle ne donne lieu par elle-même à aucune fièvre, de
sorte qu'il serait inexact de dire que le diagnostic de la néphrite ne se fait que par élimination et après avoir exploré
et interrogé tous les organes placés sur le trajet de l'urine.
Assurément si au début, alors que les phénoménes ne sont
pas encore nettement accusés, on peut hésiter, plus tard
en présence de la courbe si caractéristique on peut presque
affirmer que l'hésitation n'est pas permise, et cela d'autant
mieux qu'on se trouvera en présence des troubles digestifs
mentionnés plus haut. La réaction de l'urine n'est pas non
plus suffisante pour expliquer ces accès ; assurément l'état
ammoniacal de l'urine peut être une cause de danger, puis-
qu'il indique nettement l'existence d'une cystite, mais
assez souvent cette cystite est une lésion purement mécanique et dans ce cas, bien loin de faire de l'expectation, il
est nécessaire d'intervenir même rapidement (cystite calculeuse, cystite par rétention). Or, qui dit cystite, dit altération épithéliale, dénudation de la muqueuse vésicale ; et
il semblerait, d'après les expériences de Küss et Susini et
de Alling, que toutes les conditions d'absorption et d'intoxication fussent réalisées. Or il n'en est rien : les malades
peuvent être pendant assez longtemps porteurs de lésions

vésicales de cette nature, sans que pourtant leur santé générale soit altérée et qu'ils présentent les signes d'une intoxication urineuse. L'observation de Werk (obs. XXI) est
un exemple assez frappant : ce malade est même sorti de
l'hôpital ayant encore ses urines ammoniacales ; il se trouvait assez bien portant pour se remettre à ses occupa-
tions.

Inversement, le malade peut être profondément intoxi-
qué, et ses urines conserver leur réaction acide ou neutre
tout au plus, ce qui semble indiquer que les qualités de
l'urine envisagées à ce point de vue n'ont rien à faire avec
l'empoisonnement urineux, tout au moins d'une façon directe ; elles n'agissent qu'indirectement en favorisant la
propagation inflammatoire à l'uretère et de là aux reins.

2° Les *troubles digestifs* ont, comme je l'ai dit plus haut,
deux caractéristiques : la ténacité et l'opiniâtreté. Ils ne
sont pas le résultat de la fièvre d'une façon absolue, ils sont
modifiés par elle, augmentant d'habitude quand elle s'élève,
diminuant quand elle s'apaise ; mais à part cela, ils en sont
indépendants : dérivant de la même cause que la fièvre, ils
persistent même quand la fièvre a disparu : c'est que l'intoxication du sang persiste, ce qui permet de dire qu'ils en
sont la plus nette affirmation ; c'est ce qui doit peut-être
leur conserver le premier rang parmi les troubles apportés
à l'économie par les altérations du rein : tant qu'ils persistent, le danger subsiste encore, c'est eux qu'il faut s'attacher surtout à combattre.

Comme on l'a vu, nous avons essayé de faire le tableau
de la néphrite aiguë, avec les observations suivies de mort
et où les altérations consistaient seulement en abcès du rein.
Si maintenant on passe aux cas plus compliqués, ceux qui
nous offrent d'autres foyers de suppuration au voisinage
des voies urinaires, nous voyons que la symptomatologie

est peu troublée. Ce qui domine toujours la note, c'est la forme de la fièvre, c'est la persistance des troubles digestifs avec leurs caractères particuliers, de sorte qu'on est en droit encore de dire que c'est la lésion du rein qui est la cause première de tous ces accidents.

Mais à côté de ces cas suivis de mort, où l'autopsie est venue confirmer le diagnostic porté pendant la vie, nous en trouvons d'autres absolument semblables et pour les conditions et pour l'évolution, offrant peut-être quelques nuances dans certains cas, au point de vue de l'intensité et de la durée des accès fébriles, des troubles digestifs, mais, somme toute, analogues aux premiers. Ce sont ces cas dont nous avons donné quelques exemples, Halary (obs. XIX), Sainsaurd (obs. XVII), etc. Hésiterons-nous, en présence de ces cas, à porter le même diagnostic? Assurément non : dans les deux ordres de faits, nous voyons un cathétérisme, des tentatives de dilatation, des séances de lithotritie, amener chez tous une cystite plus ou moins manifeste, et, à la suite, un cortège d'accidents qui sont tous les mêmes, à l'intensité près ; et pour compléter l'analogie dans les deux ordres de faits, nous pouvons voir survenir les mêmes complications à distance.

Ces *complications* ont été depuis longtemps décrites par Velpeau, le premier, puis par Civiale et par tous les auteurs qui se sont occupés des affections des voies urinaires. Nous n'y insiterons pas longuement ; elles consistent en éruptions pustuleuses, douleurs vagues dans le plein des membres, gonflement, suppuré ou non, du tissu cellulaire, arthrites suppurées ou non, parotidites et peut-être même orchites. Ces accidents, comme on le sait, ont été rapportés à l'infection purulente ; pour nous, nous n'hésitons pas, avec un grand nombre d'auteurs, à rattacher ces lésions à l'intoxication urineuse, consécutive à la lésion du rein, et il nous suffira, pour justifier notre manière de voir, de dire qu'on les observe aussi dans la néphrite interstitielle primitive. Quant à moi, je n'ai pu m'empêcher d'établir une relation entre ces cas de péricardite, de pleurésie, d'inflammation, en un mot, des séreuses, observés dans la néphrite interstitielle primitive et ces manifestations du côté des séreuses viscérales et des articulations chez nos malades, et cela d'autant plus que, si souvent ces arthrites, ces gonflements du tissu cellulaire suppurent, il n'en est pas toujours ainsi, témoin l'observation de Barbier (Anatole) (obs. XVI), où nous avons très nettement constaté et signalé l'absence de tout liquide purulent ou louche dans l'articulation scapulo-humérale gauche et dans l'articulation acromio-claviculaire droite. Pour terminer ce parallèle, je signalerai aussi la fréquence des congestions hypostatiques et des pneumonies chez nos malades, complications fréquentes aussi, d'après Roseinstein et Frerichs, dans la néphrite primitive.

Dans la néphrite primitive, les complications n'arrivent pas d'habitude à la suppuration ; cependant dernièrement Barthélemy, faisant à la *Société clinique* une communication sur ce sujet (De la purulence dans la maladie Bright), montrait des exemples de pneumonie suppurative chez des brightiques. Quoi d'étonnant qu'elles y arrivent chez nos malades qui suppurent dans un point de l'économie, montrant par là la facilité de la suppuration chez eux? Les complications du côté de *l'appareil pulmonaire* atteignent quelquefois un très haut degré d'intensité; elles hâtent de beaucoup les jours du malade et peuvent, à elles seules, suffire à amener la mort. Cette congestion du poumon etait très marquée chez le malade de l'obs. XIII; l'autopsie avait ceci de très intéressant : on trouvait une dilatation marquée des calices et du bassinet; en regardant peu attentivement, on eût pu croire que les lésions rénales étaient nulles : néanmoins nous avons pu saisir un point où la suppuration avait commencé (donc elle existait), mais l'évolution n'avait pas pu être complète, parce que le malade avait rapidement succombé. Nous n'hésitons pas à mettre cette mort sur le compte de la congestion excessive et très étendue des deux poumons. De sorte que si l'on peut dire que les complications peuvent être la cause de la mort, il n'en reste pas moins établi que ces complications étaient causées par la néphrite, c'est en définitive celle-ci qui a tué le malade.

Les morts rapides à la suite d'intervention pourraient être expliquées de cette façon dans un grand nombre de cas ; de ce que le rein paraît sain à l'œil nu, il n'en faut pas conclure qu'il n'est pas la cause des accidents. Mais, dans d'autres circonstances, la cause de la mort doit être cherchée ailleurs, dans une lésion accidentelle ou chirurgicale des voies urinaires, qui permet l'introduction d'une très grande quantité d'urine, non pas dans le tissu cellulaire, mais dans les veines ; c'est une intoxication suraiguë ; c'est à ces accidents qu'on pourrait donner le nom d'urémie à forme pernicieuse ; le malade de l'obs XXIII en fournit un exemple.

Pour terminer ce qui a trait à ces complications, nous signalerons en passant les paraplégies secondaires, dont nous n'avons pas observé d'exemple : ce sont des phénomènes en quelque sorte ultimes et qui ne viennent en rien modifier le pronostic.

Après ce parallèle entre un ensemble symptomatique mortel et un autre qui ne l'est pas, que devons-nous conclure ?

Que ces accidents sont de même ordre, qu'ils relèvent tous de la néphrite aiguë. L'autopsie nous a montré qu'elle

était suppurative dans certains cas ; l'est-elle dans les autres? Il nous est assurément difficile de nous prononcer ,
rien ne nous y autorisant: nous n'avons jamais eu le bon-
heur de rencontrer des cas dans lesquels l'arrivée subite du
pus dans les urines, en l'absence de toute lésion de la prostate ou de viscères pouvant communiquer avec les voies
urinaires, nous permît d'affirmer l'existence d'un abcès rénal. Des faits de ce genre ont été signalés par les auteurs,
mais malheureusement les observations ne sont pas suffisamment complètes pour que nous puissions les comparer
fructueusement aux nôtres. Quoi qu'il en soit, nous pouvons dire qu'il se fait, du côté des reins, un travail phlegmasique analogue à celui que nous signalent nos autopsies, travail pouvant aboutir peut-être à la suppuration
en quelques points, mais trop peu étendu ou trop superficiel pour porter atteinte au fonctionnement de l'organe et
pour avoir un retentissement suffisamment considérable
et prolongé sur l'organisme. Ce serait en quelque sorte, si
nous pouvons nous servir de cette comparaison, un processus analogue à celui de la lymphangite qui, comme on le
sait, peut se terminer par résolution ; mais peut-être aussi,
comme dans la lymphangite, y a-t-il terminaison par induration, sinon dans toute l'épaisseur du parenchyme, au
moins dans quelques points : nous serions autorisé à soutenir cette manière de voir, d'après les résultats de l'examen microscopique de la néphrite suppurée chronique
(obs. III), où les cellules embryonnaires et les corps
fusiformes, plus nombreux qu'à l'ordinaire, coïncident avec
cette infiltration purulente de presque toute la masse corticale.

Cette constatation, cette manière de voir a pour nous
quelques conséquences pronostiques : il n'est pas indifférent
que tel ou tel malade ait été sujet autrefois, soit spontané-

ment, soit à la suite de violences, à des poussées thermiques de cette nature, car elles pourraient indiquer un certain degré de sclérose rénale, localisée, peu étendue, point ou peu appréciable par conséquent ; indifférente d'une manière générale, elle pourra avoir son importance, si on est obligé de pratiquer des manœuvres sur l'appareil urinaire, car, à ce moment, une poussée phlegmasique qui chez un autre urinaire, d'ailleurs sain, aurait été innocente, pourra, chez ceux auxquels nous faisons allusion, troubler d'une façon sérieuse la fonction urinaire, en ajoutant une nouvelle lésion à une autre préexistante.

Nous noterons, en passant, qu'en parlant des accès fébriles, nous ne faisons nullement allusion aux accès urineux simples, semblables à ceux qui suivent l'enlèvement de la sonde à demeure après l'uréthrotomie ; ces accès-là ont pour nous une autre signification, et les reins ne nous paraissent entrer pour rien dans leur production.

Ces accès de fièvre pseudo-intermittente sont connus depuis longtemps ; tous les auteurs, Velpeau, Civiale, Mercier, Philips en parlent : ils indiquent les erreurs de diagnostic nombreuses auxquelles ils ont donné lieu, souvent pris pour des accès de fièvre paludéenne, jusqu'à ce que le hasard ou un interrogatoire mieux dirigé aient mis sur la voie du diagnostic ; on voit alors par le simple traitement chirurgical disparaître cette fièvre chez des individus qui, suivant l'expression pittoresque de M. Guyon, n'avaient de paludéen qu'une vessie demandant à être mise à sec.

Eh bien! ces accès fébriles me paraissent avoir la même origine que ceux qui s'observent chez des malades succombant avec des abcès miliaires disséminés dans le rein ; il faut évidemment, au point de vue de la lésion, faire les réserves que nous avons indiquées tout à l'heure.

La *durée* de ces accidents est variable dans les cas qui

guérissent comme dans ceux où la mort survient, oscillant entre 5 ou 6 jours ou 1 et 2 mois. Dans les cas de longue durée, terminés par la mort, les lésions témoignent comme nous l'avons vu de la marche du processus; dans les cas à marche rapide, les abcès sont miliaires; dans les autres au contraire ils peuvent acquérir le volume de petites noix. Le mort arrive souvent sur une élévation de température (voir les observations).

Les cas où la mort surprend le malade dans un état de bonne santé apparente et l'emporte en l'espace de quelques heures, les accès urineux pernicieux en un mot, comme celui que nous citons (obs. XXIII), ne doivent pas être rapportés à une lésion du rein, ils s'expliquent par une lésion accidentelle ou chirurgicale qui fait que le malade pisse dans ses veines; il absorbe alors une dose tellement massive de poison que la réaction n'a pas le temps de se produire et il meurt.

Les lésions et les accidents que je viens de signaler se rencontrent chez les rétrécis, les prostatiques, les calculeux, et leur apparition fournit autant d'indications au pronostic et au traitement.

Tout d'abord peut-on prévoir l'apparition de ces accidents chez les individus, avant même de les avoir sondés?

Une rétention aiguë un peu prolongée est un accident de mauvais augure quand il survient chez des prostatiques, c'est-à-dire chez des gens âgés; chez les rétrécis au contraire la rétention complète a un pronostic beaucoup moins grave : néanmoins elle peut être une prédisposition aux accidents ultérieurs du côté du rein (témoin l'observation d'Halary, à Saint-Antoine).

Les prostatiques au contraire atteints de rétention complète avec fièvre doivent inspirer les plus vives inquiétudes et ils succombent souvent en trois ou quatre jours, alors

on ne trouve guère du côté du rein que des abcès en voie
de formation, des hémorrhagies, mais pas d'abcès véri-
tables.

Les prostatiques atteints de rétention incomplète, ceux
que leur état général ou les difficultés de la miction amè-
nent à l'hôpital ont une chance de survie un peu plus
grande ; cependant dans ces cas, comme du reste dans les
précédents, l'influence de l'état général n'est pas à négliger.
Le pronostic doit être très sévère, quand on se trouve en
présence de malades émaciés, polyuriques avec une vessie
distendue, déjà âgés, à peau flasque, dont les fonctions digestives sont très languissantes, surtout s'ils ont de la polyurie trouble. L'intervention dans ces cas, quoiqu'elle soit
commandée par les circonstances, peut avoir les plus
grands dangers.

Mais toujours, dans ces cas-là, il faut se souvenir d'une
circonstance : examiner les antécédents et aussi l'état des
viscères du sujet, car, comme je l'ai dit, indépendamment
des altérations des reins secondaires aux lésions chirurgicales des voies urinaires, le malade peut être porteur de
lésions rénales tenant à d'autres causes; les vaisseaux
artériels peuvent eux aussi être malades, et il importe de
s'en occuper, de rechercher avec soin quel est l'état des
radiales, des temporales, état qui pourra par induction
faire juger de celui des artères rénales, examiner l'aorte et
les bruits de son orifice, le cœur, dont le fonctionnement
pourra nous faire préjuger de l'état du système vasculaire; or, comme nous l'avons vu au début de cette
étude de la néphrite suppurative, les lésions du système
vasculaire paraissent avoir une certaine influence sur la
facilité et la rapidité des abcès du rein.

Toutes ces conditions étant bien déterminées, on voit
quelles prévisions on pourra tirer de l'influence qu'exer-

cera le cathétérisme évacuateur sur la production des lésions rénales.

Les rétrécis atteints de rétention incomplète sont jeunes en général, et la lésion du rein est presque toujours secondaire ; chez eux, le pronostic de l'intervention est beaucoup moins sérieux.

En *résumé*, la rétention complète est un accident de mauvais augure. L'altération du système vasculaire aggrave encore le pronostic ; l'état général du malade, l'état de distension de la vessie, en dehors de la rétention complète, la polyurie ajoutent encore à cette gravité. Il en est de même chez les calculeux : une cystite ancienne, l'existence d'accès fébriles antérieurs, le mauvais état des voies digestives, indépendamment des autres conditions, peuvent faire prévoir que la lithotritie ne se fera pas sans encombre ; je ne parle évidemment ici que de l'éventualité d'une lésion rénale laissant de côté toutes les autres complications. Les accès fébriles antérieurs me paraissent jouer un rôle considérable, parce qu'ils créent une prédisposition véritable à de nouvelles poussées qui cette fois-ci pourront être mortelles.

Mais la lésion étant constituée, ou plutôt en présence des accidents qui s'y rapportent, quel pronostic portera-t-on, ou quelle conduite tiendra-t-on ?

D'une manière générale, ces accidents ont, au moins jusqu'a présent, peu de gravité chez les rétrécis et chez les jeunes, — regardez notre jeune calculeux (obs. XX) qui les avait depuis longtemps ; — non seulement ces malades résistent, mais ils guérissent : c'est que chez eux cet état fébrile si grand indique, si je puis ainsi dire, une intégrité relative de l'appareil rénal. Assurément leurs reins sont congestionnés, peut-être suppurés en quelques points, mais l'appareil dépurateur est encore suffisant, et la preuve c'est qu'ils réagissent, et la fièvre est comme la manifestation de cette réaction. Comparez cet état avec celui de Proust : celui-ci au contraire au premier choc s'est éteint ; mais aussi quel était l'état de ses reins !

Chez les rétrécis, ces accès aigus s'observent pendant la dilatation, et même en dehors de la dilatation, quand ils ne vident pas bien leur vessie : ils n'ont pas alors une gravité bien grande : en effet, sous l'influence de l'uréthrotomie interne, même faite en pleine fièvre, on voit tous ces accidents cesser ; c'est qu'ils étaient dus à la rétention de l'urine dans la vessie, laquelle était principalement cause de la cystite et des autres accidents observés chez ces malades ; supprimez l'obstacle, la cystite n'a plus de raison d'être, elle cesse et avec elle toutes ses conséquences. Ces faits ont été très bien étudiés dans la thèse de Martinet (thèse 1876); je n'y insisterai pas.

La fièvre survenant dans le cours d'une rétention aiguë (et on sait qu'alors elle est assez fréquente chez les prostatiques), est une mauvaise condition, car le plus souvent elle persiste, malgré le traitement, jusqu'à la mort du malade.

Chez les mêmes malades, l'état fébrile survenant dans le cours du traitement d'une rétention incomplète pourrait fournir quelques déductions importantes au point de vue de l'établissement de la sonde à demeure ou du cathétérisme répété ; mais la question est si complexe et dépend de tant de circonstances inhérentes au malade ou au médecin, qu'elle ne saurait être résolue sur ces données.

Enfin, il est une dernière considération que nous croyons devoir présenter ; elle est relative à la taille.

Nous avons dit ce que nous pensions de l'origine de la néphrite suppurative ; elle est pour nous toujours le résultat de la propagation aux reins d'une inflammation partie de la vessie : c'est donc une cystite, et une cystite plus ou moins intense, qui en est le point de départ. Assurément, tous les malades opérés de la taille ne meurent pas de lésions rénales, mais enfin un certain nombre de morts ne reconnaissent pas d'autre cause ; si on pouvait supprimer les conditions de la lésion rénale, on aurait du même coup diminué la proportion de la mortalité ; or, il est impossible ou à peu près d'agir sur la vessie par la taille périnéale ; indépendamment des contusions de la muqueuse par les ténettes maniées quelquefois un peu aveuglément, la vessie est soumise à d'autres causes d'irritation : présence de la canule ou de la sonde à chemise, communication de la vessie avec l'air extérieur, d'où résulte l'impossibilité d'apporter à cette opération les soins minutieux de la méthode antiseptique qui, quoi qu'on en dise, a fait aujourd'hui suffisamment ses preuves.

Or, il nous semble que la taille hypogastrique nous offrirait bien d'autres garanties : possibilité d'opérer sous la vapeur phéniquée, destruction de tous les germes, absence de contusion de la muqueuse, de déchirure, de tiraillement par la canule à chemise. On aurait donc, à ce point de vue, et il y en a bien d'autres, intérêt à préférer la taille hypogastrique à la taille périnéale.

Quant aux autres indications thérapeutiques, elles sont les mêmes que dans la néphrite interstitielle chronique : tâcher de suppléer à l'insuffisance du rein, au moyen de ses suppléants naturels, je veux parler de la peau et du tube digestif, faire suer le malade, lui donner des laxatifs et même des purgatifs ; enfin l'emploi de ventouses sèches et même scarifiées au niveau de la région lombaire n'est pas inutile : nous les avons vu rendre des services dans les salles de M. Guyon, et nous savons que M. Verneuil croit beaucoup à leur efficacité.

CONCLUSIONS.

I. Les lésions rénales consécutives aux affections chirurgicales des voies urinaires sont de deux ordres :

La néphrite interstitielle chronique secondaire, et la néphrite aigüe suppurée ou non.

II. La néphrite interstitielle s'observe dans deux périodes distinctes qui se succèdent habituellement : la période de polyurie limpide, celle de polyurie trouble ; cette dernière se distingue de la précédente par la suppuration des uretères, des calices et du bassinet.

III. Les symptômes sont presque les mêmes que ceux de la néphrite interstitielle primitive, mais une différence capitale les sépare : dans la néphrite d'ordre médical, les malades vident leur vessie ; dans celle d'ordre chirurgical, ils ne la vident pas.

IV. La polyurie reconnaît deux causes : une réflexe ou fonctionnelle (élément transitoire), une organique (néphrite interstitielle, — élément permanent).

V. Les lésions sont une dilatation considérable des calices et du bassinet avec destruction par atrophie ou par suppuration chronique, lente, du parenchyme rénal.

VI. La mort survient dans ces cas avec un abaissement souvent très considérable de la température.

VII. Ces lésions s'observent chez les rétrécis et les prostatiques et aussi chez les calculeux, indemnes de toute lésion du canal ou de la prostate.

Chez les rétrécis et les prostatiques, l'obstacle est la cause de la dilatation en amont. Chez les calculeux purs, les lésions sont dues à des obstructions des uretères par des calculs.

VIII. La période de polyurie limpide est beaucoup moins grave que celle de polyurie trouble, qui indique des altérations profondes et souvent anciennes.

Toutes choses égales d'ailleurs, le pronostic est plus bénin chez les rétrécis que chez les prostatiques. L'intervention, au moins chez les prostatiques, n'est indiquée qu'après qu'on a tâté la susceptibilité du tube digestif.

IX. La néphrite suppurative est souvent un mode de terminaison ou une complication de la dilatation du bassinet et des calices ; mais elle peut disparaître d'emblée.

X. Elle a en général une marche rapide.

XI. La suppuration peut être bornée à la substance corticale ; elle est alors périglomérulaire et semble être en rapport avec les altérations séniles du rein ; elle est néanmoins causée par l'inflammation des calices.

Cette néphrite est caractérisée par une fièvre continue intermittente ou rémittente et des troubles digestifs excessifs.

XII. L'ensemble des mêmes accidents observés chez des individus qui d'aileurs ont guéri, permet de leur attribuée comme cause une néphrite probablement non suppurer, qui se terminerait par résolution ou induration.

XIII. Les complications paraissent être de même nature que celles qu'on observe dans la néphrite scléreuse primitive et peuvent être rattachés à la même cause : l'intoxication par l'urine.

XIV. La mort a lieu le plus souvent avec une élévation de température ; elle peut être due quelquefois aux complications (congestions pulmonaires intenses ou pneumonies) : on trouve alors les lésions rénales peu avancées.

XV. La néphrite aigüe n'a presque pas de gravité immédiate chez les individus jeunes et porteurs de lésions de date récente.

Elle est plus sérieuse chez les prostatiques que chez les rétrécis; chez ces derniers, les manifestations sont supprimées assez rapidenent par l'uréthrotomie interne ; chez les prostatiques, l'existence de la polyurie trouble, assombrit beaucoup le pronostic.

XVI. Un certain nombre de taillés mourant de néphrite, il serait peut-être possible de supprimer cette cause de mort en employant la taille hypogastrique.

OBSERVATIONS

OBSERVATION I.

Rétrécissement ancien. Rétention incomplète. Polyurie trouble. Néphrite interstitielle secondaire avec pyélite. Accidents urémiques. Mort avec abaissement de température. Autopsie (Observation personnelle).

Léonard (Alexis), 55 ans, entré le 8 novembre 1878, salle Saint-Vincent, n° 11, à Necker (service de M. Guyon).

Peu de renseignements sur les antécédents. Il a été soigné à la Pitié pendant six mois et traité par la dilatation.

Quand il arrive, il est pâle, légèrement jaune, amaigri, comme cachectisé, forces et appétit très diminués.

La vessie remonte à deux travers de doigt au-dessus de l'ombilic.

Le 14 novembre. Sans qu'on ait rien fait, ni exploration, ni dilatation, on découvre une orchite avec du pus dans le tissu cellulaire du scrotum qu'on incise. Ecoulement purulent fétide.

Il aurait eu, dit-il, de nombreux *accès de fièvre* pendant qu'on le dilatait à la Pitié.

Le 16. Se plaint *d'une diarrhée* très abondante qui dure depuis six semaines, pas de fièvre.

Le 19. Exploration du canal, n° 18 arrêté dans la fosse naviculaire, le n° 6 seul passe au bulbe.

La diarrhée continue pour ne cesser que le 25 novembre ; l'urine est abondante, décolorée, trouble, semblable à de l'orgeat dilué.

Le 23. Uréthrotomie interne, l'introduction de la bougie armée a été difficile, le rétrécissement bulbaire est très dur.

L'état se maintient à peu près le même, mais à partir des premiers jours de décembre on note de l'amélioration ; l'appétit et les forces reviennent un peu ; la polyurie et la soif persistent encore : 3 litres à 3 litres et demi. On commence la dilatation qui est facilement supportée à partir du 25 décembre, et le malade sort le 18 janvier dans un état qui n'est pas brillant, mais néanmoins beaucoup meilleu qu'à son entrée. Il revient de temps en temps se faire dilater jusqu'au 25 juin, mais son état général redevenant mauvais, il rentre le 7 juillet : le canal est revenu sur lui-même et n'admet que la bougie n° 7 ; au reste son état général est sensiblement le même que la première fois. Les urines sont toujours abondantes, 2 litres et demi à 3 litres, décolorées, troubles, avec, au fond du vase, un dépôt de pus occupant le 5ᵉ environ de la hauteur totale du liquide.

On le dilate de nouveau, et le 1ᵉʳ août on arrive à lui passer le n° 40 Béniqué. La dilatation n'est pas continuée parce qu'il se plaint de douleur dans la région des reins.

Ces douleurs persistent pendant tout le mois d'août et ne diminuent qu'au commencement de septembre.

Le 17 septembre. Elles sont beaucoup calmées, la polyurie a diminué (2 litres environ), mais la quantité de pus est toujours la même, cuissons en urinant.

Le 10 octobre. Le canal étant revenu sur lui-même on recommence la dilatation à partir du 24 Béniqué et le 18 on passe le 39.

Le 22. Douleurs rénales réapparues, ventouses sèches.

Le 24. Douleurs rénales moins vives.

Le 3 novembre. Elles réapparaissent de nouveau très intenses, les urines ont une odeur ammoniacale très prononcée.

Le 17. A eu de la fièvre hier soir.

15 décembre. On note encore de la fièvre (courbe thermométrique perdue), sulfate de quinine.

Le 16. Vomissements assez abondants.

Pendant le mois de décembre la température a oscillé avec des variations très considérables entre 36,5 et 38°; la fièvre se maintient pendant quelques jours pour cesser un certain temps et réapparaître ensuite.

Quatre jours avant sa mort la température a baissé, et la veille de sa mort le thermomètre marque 33,5 dans le rectum.

Mort le 23 décembre dans la nuit.

Autopsie le 25 décembre. Emaciation extrême, pannicule adipeux de 2 cent. d'épaisseur dans la paroi abdominale antérieure.

Poumons. Bords postérieurs fortement congestionnés, pas de pneumonie.

Cœur. Fortement surchargé de graisse, valvules légèrement jaunes, plaques graisseuses à l'origine de l'aorte.

Grand épiploon surchargé de graisse.

Rate un peu indurée, petite.

Foie, rein, vésicule biliaire pleine d'une bile jaunâtre claire.

Rien à l'origine des artères rénales.

Reins. 1° gauche. Capsule adipeuse épaisse et très adhérente à la capsule propre du rein qui se détache assez facilement. Poids 80 gr. Réduits de volume. Grosses bosselures à la surface. Coloration rouge un peu pâle. Bassinets et calices très dilatés, épaissis, vascularisés, contiennent du pus. Substance du rein très diminuée surtout dans la région des pyramides. La plus grande épaisseur mesure à peine 1 cent. Induration notable. Pas traces d'abcès ni de pus à l'œil nu.

L'uretère dilaté, épaissi, contient du pus.

2° Droit. Même poids (80 gr.) Mêmes altérations du parenchyme, des calices du bassinet et de l'uretère.

Veine petite, ratatinée, à parois épaisses. Muqueuse ardoisée. Quelques plaques ecchymotiques (urine purulente, cystite). Abcès inclus dans les parois vésicales vers le sommet, et contenu dans trois ou quatre jours. Tissu cellulaire périvésical induré et épaissi tout autour.

Canal induré, rétréci dans la plus grande partie de son étendue, très perméable.

OBSERVATION II.

Coliques néphrétiques. Calcul vésical. Polyurie trouble. Néphrite interstitielle. Urémie. Mort. Autopsie (Obs. personnelle).

Proust (Gustave), 29 ans, entré le 14 mars 1879, salle Saint-Vincent, n° 6, service de M. Guyon, à Necker.

Pas d'antécédents constitutionnels, personnels ou héréditaires. Souffre de la vessie depuis 1874. A cette époque, il fut une nuit réveillé par des douleurs vives dans le bas-ventre, fut obligé de se lever, et rendit avec beaucoup de douleur et de ténesme quelques gouttes d'urine; ces envies se répétaient tous les quarts d'heure, dit-il; les urines étaient tour à tour claires et sanguinolentes. Cet état aigu persista pendant huit jours environ.

Aurait eu bien longtemps auparavant des douleurs dans les reins: il y a dix-huit mois, il paraît avoir eu une véritable attaque de colique, précédée pendant trois ou quatre jours de douleurs dans les reins. Ces attaques se sont répétées trois fois; la dernière date du mois de janvier; elles ont laissé un profond souvenir dans son souvenir. Il a moins fait attention aux douleurs dans les reins qu'il éprouve depuis un temps très long, mais indéterminé. Dit n'avoir pas eu d'accès fébriles bien manifestes.

Il a tous les signes du calcul vésical: douleurs dans le bas-ventre, s'exaspérant par la marche et la voiture; envies fréquentes d'uriner subissant la même influence; douleurs pendant les mouvements dans le lit ; arrêt brusque du jet de l'urine, ténesme à la fin de la miction ; hématuries qui ont cessé depuis longtemps.

Les urines sont sales avec dépôt de pus, décolorées, laiteuses, abondantes, 3 litres et demi environ.

Forces bien diminuées, amaigrissement notable, encore un peu d'appétit, décoloration des muqueuses et du tégument, langue pro-pre, un peu de diarrhée datant de quelques jours.

Rien aux poumons ni au cœur.

Canal libre. Exploration vésicale fait reconnaître un calcul, volume 5 cent. et demi environ.

26 mars. On introduit un lithotriteur n° 1 |pour se rendre un compte exact du volume de la pierre ; elle est difficile à saisir, elle est plus volumineuse qu'on ne croyait (6 cent.) En présence du vo-lume, de la difficulté de la préhension, de l'état général mauvais, la question de la taille se pose ; mais avant de prendre cette décision, il est bon de voir comment cette première introduction du lithotri-teur sera supportée. La diarrhée persiste.

Le 27. Pas d'élévation absolue de la température, mais l'appétit est nul ; la langue n'est pas mauvaise, mais le malade ne mange pas ; la diarrhée se maintient.

Le 31. Dégoût complet des aliments, urines fétides, 2 litres et demi environ ; plus de dévoiement, quelques vomissements. Respiration profonde, inégale suspirieuse. Lavements. Lotion à l'alcool et au quinquina. Café.

1er avril. Le malade ne veut rien prendre. Hoquet, ne répond pas quand on l'interroge, paraît très abattu, faciès décomposé, urines complètement purulentes, 300 gr. environ.

Le 2. Décès pendant la visite.

Autopsie. A l'ouverture de la paroi abdominale on aperçoit dans l'hypochondre droit, après avoir écarté légèrement l'intestin, une tumeur lobulée, molle, fluctuante, ne dépassant pas beaucoup en ar-rière le rebord des fausses côtes, ayant repoussé le foie et le dia-phragme, elle mesure 15 cent. de longueur : c'est le rein. Le péritoine est injecté à ce niveau.

Tissu cellulaire périvésical infiltré de pus en nappe et concret.

Vessie. Parois hypertrophiées (1 cent. environ), modérément dis-tendue, l'ouverture des uretères laisse passer un stylet.

Uretère gauche est très dilaté (4 cent. environ de diamètre), parois très épaisses, muqueuse injectée, contient du pus dans son intérieur.

Mêmes altérations de la muqueuse des calices et du bassinet qui sont très dilatés.

Rein gauche. Surface inégale lobulée, le rein est un peu augmenté de volume, adhérences de la capsule très marquées dans certains

Bazy. 4

points, nulles dans d'autres. A la coupe disparition complète en beaucoup d'endroits de la couche médullaire qui est remplacée par de grandes cavités communiquant plus ou moins directement avec le bassinet : on voit des orifices infundibuliformes qui au lieu d'adhérer aux pyramides conduisent dans ces cavités ; persistance des pyramides en de très rares points, les colonnes de Bertin subsistent encore ; au niveau des cavités la substance corticale est absolument atrophiée. Pas d'altération des vaisseaux, la capsule adipeuse n'existe presque plus.

Rein droit. Mêmes lésions qu'à gauche, mais considérablement exagérées ; il est réduit à une très vaste cavité cloisonnée et divisée par conséquent en un grand nombre de loges plus petites de capacité à peu près égale et renfermant du pus : dans quelques endroits, au niveau des cloisons, on voit encore un peu de parenchyme rénal ; les parois de la poche ont environ de 2 à 3 millim. d'épaisseur ; ce rein a 15 cent. de long sur 10 de large.

L'uretère droit est énormément augmenté de volume ; à sa partie supérieure, il mesure bien 10 centimètres de circonférence. Il est rétréci en un point vers sa partie moyenne, sa partie inférieure contient un calcul ramifié, formé par un noyau d'acide urique autour duquel sont venus se déposer des cristaux phosphatiques agglutinés par un magma glaireux ; le magma glaireux a été en quelque sorte dissocié par son séjour dans le liquide conservateur de la pièce, et toutes les poussières phosphatiques sont tombées au fond du vase.

Les parois de l'uretère ont près de 5 millim. d'épaisseur et sont entourées par du tissu adipeux jaunâtre et comme fibreux ; de l'eau peut passer de l'uretère dans la vessie.

Poumon gauche. — Adhérences anciennes et totales.

Poumon droit. — Foyer apoplectique du volume d'un gros marron à la base. La branche de l'artère pulmonaire qui se rend dans le lobe inférieur présente un caillot très volumineux, fibrineux, d'origine embolique, non adhérent à la paroi et envoyant des prolongements cruoriques dans toutes les branches émergentes voisines. Une des artérioles se rendant au foyer est obstruée par un caillot fibrineux adhérent. L'origine de l'embolie n'a pu être retrouvée.

Cœur. — Revenu sur lui-même à gauche. Le ventricule droit est rempli par des caillots fibrineux cruoriques. Pas d'altération des valvules ni de l'aorte.

L'examen microscopique du rein gauche a montré ceci d'intéressant, qu'il y avait une infiltration de globules purulents au début dans le tissu interstitiel.

OBSERVATION III.

Rétrécissement de l'urèthre. Uréthrotomie interne (résumée).

Mothey, 31 ans, entré salle Saint-Vincent, n° 2, le 28 novembre 1872, sorti le 25 février 1873.

Il a eu une première blennorrhagie en 1857.

Une seconde blennorrhagie en 1865.

A son entrée à l'hôpital : état général médiocre, pâleur et amaigrissement, il vide mal sa vessie, et il a un peu d'écoulement. Après avoir tenté en vain de franchir le rétrécissement avec des bougies de cire et de baleine, on introduit le 20 décembre une sonde d'argent qui ne peut pénétrer profondément ; l'explorateur n° 11 est arrêté en arrière des bourses ; enfin une bougie fine s'engage dans le rétrécissement, mais la partie antérieure du rétrécissement peut seule être touchée ; il s'écoule un peu de sang. Accès de fièvre après le cathétérisme : on ordonne 0,75 centig. de sulfate de quinine.

Les 23, 24 et 26 décembre, on essaie de passer des bougies de cire ; mais dans la journée du 26 le malade est pris d'un frisson pendant une heure et a la fièvre : on lui donne du sulfate de quinine.

2 janvier 1873. Nouvel essai sans résultat, avec la bougie n° 3.

Le 3. Pas de fièvre hier soir. Fièvre dans la journée d'aujourd'hui ; frisson qui a commencé à 11 h. 1/2 et qui a duré une demi-heure, vives douleurs au niveau de la région prostatique.

La fièvre disparaît le lendemain.

Le 13. A la suite d'essais infructueux tentés avec des bougies de cire pour franchir le rétrécissement, il y a aujourd'hui une légère élévation de température, 38,1.

Le 24. Le malade a de la fièvre depuis quelques jours. Le rétrécissement est franchi ce matin avec le n° 3. On le laisse à demeure.

Le 25 Il n'y a plus de fièvre. Le malade a bien uriné le long de la sonde.

Le 29. *Uréthrotomie interne.* La lame n° 23 rencontre deux rétrécissements successifs ; on constate de plus une dureté considérable du canal. La sonde n° 16 est laissée à demeure. Il s'écoule très peu de sang. Le malade vidait mal sa vessie, et immédiaiement après l'uréthrotomie il rend 775 gr. d'urine.

Du 31 janvier au 15 février. L'opération n'a pas été suivie de fièvre. Le malade urine *très abondamment*, sans douleur, et il n'y a pas de sucre dans ses urines. On le sonde le 12 février, et on commence la dilatation avec le n° 16. Les cathétérismes ne déterminent aucun accès de fièvre.

Le 15. Urines troubles, pâles et abondantes, révélant une altération rénale. On passe les nᵒˢ 16 et 17.

Le malade sort le 25 février.

Il rentre le 23 décembre 1879, mais il était entré de nouveau une seconde fois à une époque dont la date précise n'a pu être déterminée, la partie de l'observation qui s'y rapporte n'a pu être retrouvée; à cette époque il a subi une deuxième uréthrotomie interne.

On explore le canal : les explorateurs à boule sont tous arrêtés; une fine bougie collodionnée ne peut passer. Toutes les parties antérieures du canal sont libres, sauf à la fin de la région pénienne; deuxième arrêt à la portion périnéo-bulbaire. Pas d'induration autour du canal, mais le canal lui-même est un peu induré. Au toucher rectal, le fond de la vessie semble assez épais et dur; la prostate est un peu grosse et aussi un peu dure.

7 février 1878. L'explorateur 19 pénètre librement jusqu'au bulbe. On franchit le rétrécissement avec une bougie droite non collodionnée.

Le 9. *Uréthrotomie interne.* La lame nᵒ 21 a dû être poussée avec beaucoup de force pour franchir les deux rétrécissements qni existent.

Le 13. L'opération n'a pas été suivie de fièvre; le malade urine bien et ses urines contiennent beaucoup moins de pus.

On pratique la dilatation avec les béniqués jusqu'au nᵒ 33, et le malade sort bien portant le 28 février 1878.

Le malade revient à la consultation externe au bout de huit jours; on repasse le nᵒ 33, mais on ne peut passer de numéro supérieur.

Huit jours après, impossibilité de passer.

Huit jours après encore, nouveaux essais infructueux; M. Guyon ne peut pas introduire une bougie nᵒ 15.

Le malade cesse de venir. Il se passe tous les huit jours pendant six mois, une bougie nᵒ 13.

Au mois de septembre, il ne peut plus passer que le nᵒ 11. Il lui est arrivé souvent de ne pas pouvoir uriner, s'il n'introduisait préalablement la bougie, mais après cette introduction, il urinait facilement.

Au mois de novembre, il ne peut plus rien passer, et il rentre à l'hôpital, le 25 novembre 1878.

A l'entrée du malade, on constate de la polyurie, et une soif ardente; il boit beaucoup Il urine beaucoup plus la nuit que le jour, tout en prenant moins de boisson.

24 janvier. Toujours plus d'urine la nuit que le jour : 2 litres pour la nuit, 1 litre et demi le jour avec une quantité de boisson à peu près égale : tentatives inutiles quoique répétées avec beaucoup de patience peur franchir le rétrécissement.

28 mars Les fonctions digestives se font assez mal depuis quelque temps; vomissements; langue blanchâtre

20 mai. Même état. Toutes les tentatives d'introduction de bougies filiformes sont restées infructueuses. Le malade urine en moyenne 2 litres et demi à 3 litres par jour; il boit en moyenne 3 litres (2 pots de tisane, une demi-bouteille d'eau et un carafon de vin). L'appétit est diminué, mais on ne constate pas d'amaigrissement plus grand qu'auparavant; mais la pâleur est très grande et les forces beaucoup diminuées, il urine constamment goutte à goutte, nuit et jour; il peut cependant retenir son urine, lorsqu'il cherche à le faire, mais au bout de quelques minutes, il ressent des picotements dans le canal avec envie d'uriner. Il se plaint de temps en temps de douleurs dans la région rénale des deux côtés. La vessie remonte à égale distance de l'ombilic et du pubis, et elle remplit en arrière la concavité sacrée.

Le 31. On pratique l'*uréthrotomie externe*: sonde n° 17.

Trois vomissements dans la journée; le malade a vomi ce qu'il avait pris, avec un mélange de bile. Temp. 37,6.

1er juin. Le malade se trouve bien, si ce n'est qu'il a encore quelques nausées. Peu d'appétit. Temp. 36,8. Il n'a plus d'envies de vomir.

Le 5. Pas de fièvre. Toujours la même quantité d'urine. Le malade se plaint d'érections nocturnes, causées sans doute par le contact de la sonde.

Le 7. Etat général relativement bon. A peine, un léger suintement purulent par la plaie; celle-ci est d'un rouge vif, granuleuse, sans trace d'inflammation périphérique. Pas de fièvre.

Le 9. On enlève la sonde.

Soir. Un tiers des urines rendues depuis ce matin passe par la plaie.

Le 17. Presque toute l'urine passant par la plaie, on remet une sonde à demeure.

Le 23. La sonde à demeure étant sortie pendant la nuit, on ne la replace pas.

Du 24 juin au 23 juillet. On poursuit la dilatation avec les béniqués, jusqu'au n° 39. Il s'écoule une quantité de plus en plus faible d'urine par la plaie. Mais le malade s'affaiblit, il ne mange pas beaucoup. La langue reste assez bonne, un peu sèche, de temps en temps, il survient des vomissements.

13 septembre. Le malade a vomi hier soir ce qu'il a mangé.

Le 17. Le malade maigrit de plus en plus. Il perd ses urines par la fistule et le canal.

Le 23. Toujours des vomissements.

7 novembre. Douleur plus vive au niveau du rein gauche.

Le 25. Le malade vomit continuellement, diarrhée persistante très fétide.

Le 26. Le malade tousse ; dyspnée ; respiration suspirieuse ; pas de troubles circulatoires.

Mort le 27 novembre 1879.

Nota. A partir de l'uréthrotomie externe, il a été très difficile de conserver toutes les urines ; nous ne parlerons pas de la quantité, mais ce que nous devons retenir, c'est qu'elles étaient troubles, laiteuses et qu'elles avaient dans le vase un dépôt de pus occupant le quart de la hauteur totale du liquide.

Autopsie. — Nous ne retiendrons que ce qui a trait à la vessie et aux reins, ce qui a trait à l'urèthre devant être consigné dans le récit de mon excellent ami Eugène Monod, mon collègue à l'hôpital Necker.

La vessie est épaisse ; la muqueuse est gris ardoisé, et offre tous les caractères de la cystite chronique.

Les uretères sont à peu près également épaissis et dilatés, ils mesurent d'une manière générale près de 2 cent. 1/2 de circonférence ; la muqueuse est épaissie, grisâtre et vascularisée. Dilatation considérable des calices et des bassinets qui a étouffé dans le plus grand nombre de points le parenchyme rénal ; la muqueuse est très épaisse, grisâtre, vascularisée, contenant du pus glaireux. Les points où la substance rénale persiste sont jaunâtres et infiltrés de pus, surtout au niveau des colonnes de Bertin et de la substance corticale qui dans ces points sont augmentés de volume par cette infiltration ; la région des pyramides a presque totalement disparu. Les altérations sont peu près à semblables dans les deux reins, qui peuvent être absolument comparées l'une à l'autre.

OBSERVATION IV.

Rétrécissement de l'urèthre. Rétention incomplète. Cystite. Polyurie. Uréthrotomie interne. Diminution notable de la polyurie (obs. personnelle).

Laroche (Emile), 46 ans, employé, entré le 3 mars 1879, salle Saint-Vincent n° 20 (service de M. Guyon, hôpital Necker).

Soigné déjà pour un rétrécissement, a subi trois uréthrotomies internes en 1865, 1870, 1875. Depuis lors en se sondant régulièrement il a pu continuer à uriner sans trop de difficulté ; mais depuis sa dernière opération, il urine très fréquemment : il est obligé maintenant de se lever pendant la nuit toutes les heures, parfois toutes les demi-heures. Il urine plus souvent la nuit que le jour, et est contraint de rester couché sur le dos : il y a quelque temps, les douleurs ont été très vives; elles ont diminué depuis un mois environ ; elles sont surtout vives à la fin de la miction.

Les urines sont toujours troubles, laiteuses, pâles, décolorées, abondantes, 2 litres 1/2 quand le malade ne boit qu'un pot de tisane, 4 et 5 litres, quand il boit davantage. Dépôt purulent au fond, pas d'hématuries; radiales un peu flexueuses et athéromateuses.

Amaigrissement moyen, perte de forces et de l'appétit, décoloration très marquée.

Le rétrécissement situé dans la portion périnéo-bulbaire admet le n° 10.

La prostate proémine un peu dans le rectum; elle est un peu bouclée et douloureuse de même que les vésicules séminales.

11 mars. On peut passer le n° 11.

Le malade demandant l'uréthrotomie, et à cause de la rétention incomplète qui existe il reste après la miction environ 500 grammes d'urine dans la vessie; cette opération est pratiquée le 26 mars.

Le 28. Pas de fièvre, la sonde à demeure a été retirée ce matin, pas de cuissons le long du canal.

18 avril. La vessie restant inerte et la polyurie présentant encore 4 et 5 litres, on fait le cathétérisme évacuateur répété. On retire 500 grammes d'urine.

Le 19. On retire environ 500 grammes d'urine; le malade n'a uriné que 1 litre 1/2, ce qui fait deux litres. Les douleurs en urinant sont moins vives. On passe le béniqué 30.

Le 23. 2 litres d'urine en tout, la vessie retient encore 500 grammes d'urine dont les dernières parties sont presque exclusivement formées par du pus. Sensation de bien-être après chaque évacuation. Les cuissons et les douleurs à la racine de la verge, à l'hypogastre et vers l'anus ont presque totalement disparu, le toucher rectal n'est pas douloureux.

L'urine est acide à l'émission, même la partie qui semble formée par le pus.

Le 28. 2 litres d'urine. Le malade se sonde lui-même deux fois par jour; l'amélioration locale et générale se maintient.

Il demande à sortir le 6 mai.

Observation V.

Vice de conformation de l'utricule prostatique, etc. Dilatation consécutive des uretères et hydronéphrose double. Pyélonéphrite suppurative. (Barth, interne des hôpitaux. Soc. anatomique, novembre 1878.) Résumée.

Enfant de 6 ans, entrée le 28 août.

Difficulté croissante de miction depuis un an.

Depuis quelques mois perte d'appétit, amaigrissement, soif vive, langue jaune.

Vessie distendue jusqu'à l'ombilic contenant un demi-litre d'urine, pâle, lactescente, dépôt de pus, sans odeur, quelques douleurs lombaires.

Urine, un litre toutes les vingt-quatre heures (polyurie).

Le 24 septembre, après une courte promenade au jardin de l'hôpital, frisson suivi de fièvre. Céphalalgie et douleurs de reins. Le cathétérisme devient plus douloureux (cystite). De la diarrhée survient les jours suivants, la fièvre persiste et devient très irrégulière; il y a de fortes rémissions matinales. La cystite augmente le 20 octobre, ainsi que les douleurs lombaires, les urines deviennent sanguinolentes le 24 octobre, jour de la mort, agitation, dyspnée et urine. Mort avec élévation de température.

A l'autopsie. Poumons congestionnés à la base.

Uretères atteignant le volume de l'intestin grêle.

Dilatation considérable du calice et des bassinets. Néphrite interstitielle scléreuse ancienne, néphrite suppurative récente (abcès intra-canaliculaire, teinte grisâtre du parenchyme en certains points).

La vessie et les uretères sont remplies par de l'urine purulente.

Observation VI.

Rétention incomplète. Accidents dyspeptiques.

(Dr Fourrier, de Compiègne. Union médicale. 1877.)

Homme de 59 ans. Amaigrissement datant de sept ans, perte d'appétit, constipation, soif intense, langue sale, urines abondantes, claires. Vessie remontant au-dessus de l'ombilic. Cathétérisme évacuateur, embonpoint et appétit revenus. Santé générale excellente.

Observation VII.

Dyspepsie grave produite par la rétention incomplète.

(Dr Hérard. Union médicale, 15 mars 1877) Résumé.

Soif vive, sécheresse insupportable de la bouche, dégoût des aliments surtout solides, dépérissement considérable. Urine claire, abondante, sans sucre ni albumine. Vessie distendue jusqu'à l'ombilic.

Cathétérisme évacuateur, L'appétit, l'embonpoint reviennent.

M. Guyon a revu dernièrement ce malade. Malgré le traitement continué avec exactitude et persévérance, les mêmes accidents ont reparu. Il a pu pallier un certain temps les accidents de la néphrite interstitielle, mais n'a pu empêcher celle-ci d'évoluer. Aujourd'hui, très probablement, la néphrite interstitielle est trop avancée pour que le traitement chirurgical puisse seul en empêcher les manifestations.

Observation VIII.

Rétention incomplète. Troubles dyspeptiques.

(Dr Dubuc. In Union médicale, 12 avril 1877) Résumé.

Homme de 59 ans.

Symptômes d'hypertrophie prostatique et polyurie limpide depuis un an onviron, et perte des forces, amaigrissement depuis quelques mois.

Depuis trois mois environ, sécheresse extrême de la bouche, perte d'appétit, dégoût pour les aliments, constipation, salive acide.

Rétention incomplète par des douleurs rénales. Urine abondante pâle et acide.

Un mois après, sous l'influence du cathétérisme, évacuateur répété trois fois par jour, l'embonpoint, les forces revenaient avec l'appétit.

Observation IX.

Rétention incomplète. Dyspepsie grave.

(Dr Hérard, médecin de l'Hôtel-Dieu. Union médicale,
15 mars 1877) Résumé.

Homme de 73 ans.

Troubles digestifs (dégoût pour les aliments, vomissements, constipation) datant de un an environ, pâlissement, amaigrissement, perte des forces, polyurie, urines quelquefois louches.

A l'examen, vessie très distendue, l'urine n'avait pas subi d'altération apparente. Sous l'influence du cathétérisme, elle devient ammoniacale, purulente. La sonde est mal supportée; en un mot, il se déclare une cystite, et le malade meurt un mois après environ.

Pour nous, il n'est pas douteux que ce malade, offrant un grand nombre des symptômes de la néphrite interstitielle, n'ait succombé à une néphrite suppurative à marche subaiguë entée sur la lésion primitive.

Observation X.

Rétention incomplète d'urine par hypertrophie prostatique. Polyurie. Fièvre. Etat typhoïde. Mort. Autopsie. Néphrite interstitielle primitive. Pyélo-néphrite suppurative aiguë. Abcès (observation personnelle).

Lamouyerède (Jacques), 71 ans, entré le 19 décembre 1878, salle Saint-Vincent, n° 14.

Pas de renseignements précis sur les antécédents et le début de l'affection. Il aurait eu une hématurie, il y a quelques jours.

Urines sales, fétides, devenant rapidement alcalines après leur séjour à l'air. Mictions très fréquentes. Vessie remonte à l'ombilic. Prostate grosse et saignante. On doit sonder le malade à l'aide d'un mandrin. Les urines sont acides à l'émission, et deviennent sanguinolentes à la fin de l'évacuation.

21 décembre. On laisse une sonde à demeure, n° 14. Les urines sont encore acides.

Le 28. On enlève la sonde à demeure, qu'on remplace par une autre.

Le 30. Constipation, lavement purgatif.

2 janvier. La sonde à demeure est bien supportée, on la change sans aucune difficulté.

Le 9. La sonde à demeure a été enlevée. On sonde aujourd'hui le malade très aisément ; désormais, on le sondera trois fois par jour avec la sonde n° 17.

Le 10. T. A. mat. 37,4. Soir 37,4.

Le 11. Irrégularité du pouls. Pas d'élévation de la température. T. A. mat. 37,4. Soir 37,4.

Le 12. T. A. mat. 37. Soir 37,4. Le malade n'a pas été sondé hie soir. Soif vive, bouche pâteuse, râles trachéaux, pas de douleurs à la miction. Les urines présentent toujours les mêmes caractères, sont abondantes, quoique un peu concentrées. Par le cathétérisme qui n'est pas très douloureux, on retire chaque fois trois quarts de litre d'urine dont la dernière portion est louche et purulente ; la vessie ne se contracte pas. Pas de douleurs aux reins, à la rate, au foie. Légère submatité à la base des deux poumons avec diminution du murmure vésiculaire. Râles ronflants dans la poitrine.

Le 13. Urines concentrées et neutres, un litre et demi environ, un peu de sang ; constipation ; lavement ; on remet la sonde à demeure. T. A. mat. 37,8. Soir 39.

Le 14. Délire ; le malade a enlevé sa sonde à demeure, on en replace une autre et on la laisse à cause des difficultés qu'a déterminées avant hier son introduction ; elle est du reste replacée sans peine. Facies altéré ; urines très rouges et très épaisses. Pot. eau-de vie et extrait de quinquina. T. A. mat. 37,4. Soir 38,5.

Le 15 Le facies est encore très altéré, langue très sèche, état semi-comateux, pouls irrégulier, urines très foncées et peu abondantes. Mort ce matin dans le coma. T. A. 38,8.

Autopsie. Légères ulcérations de la muqueuse de l'urèthre au niveau du bec de la prostate, qui a à peu près le volume d'une mandarine, et est hypertrophiée dans ces trois lobes : le lobe moyen fait du côté de la vessie une caillée du volume d'un gros marron et a déterminé la formation d'un bas-fond considérable ; cette hypertrophie paraît être déterminée par la formation d'un grand nombre de sujets remplis d'un liquide laiteux.

Vessie fortement hypertrophiée ; muqueuse rougeâtre, arborescente par places.

Uretères dilatés, muqueuse épaissie, rougeâtre, vascularisée surtout à leur partie inférieure et du côté droit.

Reins. Volume à peu près normal ; dilatation considérable des bassinets ; calices dilatés et plus profonds que de coutume ; la capsule adipeuse est épaissie ; la capsule propre n'est ni adhérente ni épaissie.

Rein gauche parsemé de petits points du volume d'une tête d'épingle blanc jaunâtre, dont quelques-uns font une légère saillie à la surface (abcès miliaires) ; substance corticale un peu granuleuse très amincie, n'ayant dans certains points qu'un demi-centimètre d'épaisseur au plus. Les pyramides sont devenues quadrangulaires ; leur sommet est comme écorné, elles ont une coloration légèrement rosée. L'artère rénale a sa surface interne inégale, elle est urineuse ; quelques points athéromateux.

Rein droit, fortement hyperémié ; abcès miliaires plus nombreux et peu avancés dans leur évolution. Quelques-uns sont réunis de façon à former une plaque immédiatement au-dessous de la capsule qui est tapissée de pus à ce niveau.

Mêmes lésions de la substance corticale et de la substance médullaire et aussi de l'artère rénale.

Examen microscopique des reins par le Dr Rémy, chef du laboratoire d'histologie à la Charité.

Endartérité et glomérules atteints de dégénérescence fibreuse ou colloïde.

Multiplication des éléments ronds du tissu conjonctif. Ils sont interposés aux tubes et mélangés de globules purulents ; ces lésions sont ascendantes des calices vers la substance corticale.

Dans la région corticale, outre les lésions anciennes (endartérite et altérations des glomérules), on trouve : 1° une grande dilatation des vaisseaux par le sang ; 2° de foyers de cellules rondes qui dissocient les tubes ; 3° en quelques points sont des hémorrhagies interstitielles et des infiltrations de globules de pus. Dans ces points où le pus est ainsi infiltré, les tubes sont plus ou moins détruits. Les foyers de suppuration sont surtout diminués autour des glomérules ; du pus existe aussi dans les vaisseaux. Dans beaucoup de foyers inflammatoires on trouve des vaisseaux oblitérés par de la fibrine granuleuse qui, avec quelques leucocytes contenus dans l'intérieur, rappelle l'aspect des cellules géantes ; en somme, il existait des lésions de néphrite interstitielle ancienne ayant débuté par la périphérie, plus une néphrite suppurative d'origine récente.

OBSERVATION XI.

Rétrécissements multiples. Cystite. Néphrite suppurative. Mort.
Autopsie (personnelle).

Gendron (Eugène), 50 ans, serrurier, entré le 26 avril 1879, salle Saint-Vincent, n° 5, à Necker, (service de M. Guyon.)

Une partie de l'observation est dans la thèse de Malherbe.

Plusieurs chaudepisses de 1847 à 1854. Miction difficile à partir de 55 ; rétention complète en 1859 ; dilate à cette époque à Saint-Louis.

Nouvelle rétention en 1867 ; ponction hypogastrique ; canule à demeure pendant cinq semaines, après quoi on put faire l'uréthrotomie interne ; tout se passe sans accidents ; quoi qu'il se sonde, le canal revient sur lui-même ; a de temps en temps des douleurs vésicales ; pendant tout l'hiver, de 1861 à 1870, a tous les soirs des accès de fièvre ; les urines déposent toujours ; entré le 30 mai 1870 à l'hôpital ; vessie remontant à l'ombilic ; incontinence ; pression sur les reins indolente ; les rétrécissements sont multiples et vont en augmentant jusqu'au bulbe qui ne laisse passer que le nᵒ 5 ; nouvelle uréthrotomie le 4 juin ; pas d'accidents ; dit avoir été uréthrotomisé depuis cette époque.

Rentré en juin 1873, pour une infiltration urineuse, et sort portant une fistule urinaire.

Rentré le 24 avril 1879.

Depuis son dernier séjour à Necker en 1873, il est revenu plusieurs fois pour des accidents occasionnés par sa fistule qui se fermait et donnait lieu à des abcès urineux qui la rouvraient.

Depuis huit mois, la miction est devenue plus difficile, les urines sont très troubles et plus abondantes que de coutume et s'écoulent en partie par la fistule ; ressent des douleurs lombaires depuis cette époque

Il y a trois jours, sans cause appréciable, frisson assez intense ; l'urine devient moins abondante ; l'état général mauvais ; les frissons se seraient répétés depuis, mais avec moins d'intensité.

A son entrée : amaigrissement, abattement, traits tirés, peau assez froide, pas de sueurs. Intelligence assez nette.

Douleurs lombaires très vives, soit spontanées, soit à la pression des deux côtés ; pas d'empâtement.

Bouche sèche, langue noire, rôtie, urines purulentes, aspect typhoïde très prononcé. Ventre souple, la vessie ne contient presque pas d'urine, Miction presque pas douloureuse ; empâtement au niveau du bulbe ; une ouverture fistuleuse s'ouvrant sur le côté gauche du scrotum. T. 37,2. Potion de Todd., vin, lait.

Soir, même état, T. 36,8. 100 gr. environ d'urine purulente rendus par la verge.

Le 25. Douleurs lombaires un peu apaisées ; affaiblissement progressif.

Vers 9 heures, frisson violent qui dure environ de une heure et demie à deux heures. L'exploration des organes ne fait constater rien d'anormal ; la température axillaire à ce moment marque 36,4. T. soir 37.

Le 28. Teinte subictérique assez marquée des conjonctives ; intelligence moins nette ; aucune douleur ni dans les articulations, ni dans la poitrine, ni dans l'abdomen; les urines sont très troubles, brunâtres ; état semi-comateux.

Le 27. Mort à 2 heures du matin dans le coma sans convulsion.

Autopsie le 28.

Foie, décoloration un peu pâle, se laisse déchirer facilement ; à part cela, pas d'altérations notables ; la vésicule contient une bile verte assez épaisse.

Poumons. — Un peu de pus dans la plèvre droite. Quelques fausses membranes purulentes à la base du poumon droit. Congestion occupant tout le bord antérieur. Au sommet, vers le bord antérieur, un abcès du volume d'un petit pois, quelques granulations tuberculeuses dans le lobe supérieur.

Congestion légère du poumon gauche.

Cœur. — Ventricule gauche revenu sur lui-même et contenant quelques caillots fibrineux.

Capsule adipeuse des reins assez fortement adhérente.

Reins. — Leur surface est parsemée d'une foule de petits kystes dont le volume varie depuis celui d'un petit grain de chènevis jusqu'à celui d'une noisette, leur contenu n'est pas suppuré.

Rein droit : Un tout petit abcès à sa surface, notable diminution de volume, calices et bassinet fortement dilatés à tel point que la substance du rein est réduite en certains endroits à l'épaisseur de 1ɪ2 cent. Substance corticale très-diminuée, mesurant à peine 2 millim. Substance médullaire également diminuée, est pâle et jaunâtre.

Uretère droit assez uniformément dilaté dans toute son étendue.

Rein gauche : poids 75 gr. Petits foyers purulents du volume d'un grain de chènevis, disséminés sous la capsule, arrondis, peu nombreux.

Ce rein est un peu plus volumineux que le droit. A la coupe, mêmes altérations qu'à droite ; dans un point seulement la substance corticale ne paraît pas diminuée de volume.

L'uretère gauche est assez uniformément dilaté. Tous les deux contiennent de l'urine purulente. Muqueuse épaissie, congestionnée. La circonférence mesure environ 2 cent. 1ɪ2.

Urèthre rétréci depuis le ligament muqueux de la verge jusqu'au bulbe ; en arrière du rétrécissement, muqueuse altérée, déchiquetée; on y trouve des orifices qui communiquent l'un avec le trajet fistuleux, l'autre avec une cavité remplie de liquide purulent, chocolatée et de détritus gangréneux et creusée dans l'épaisseur du bulbe.

Examen microscopique des reins, fait au laboratoire de la Charité, par M. le Dʳ Rémy, chef du laboratoire. — La région de glomérule est la seule qui ne soit pas tout à fait détruite ; ces glomérules sont conservés en grand nombre, mais beaucoup d'entre eux sont atteints de la transformation dite fibreuse : le peloton vasculaire se rétrécit, la zone de Barmann a sa couche amorphe épaissie.

Les tubes sont beaucoup plus altérés ; ils ont disparu dans beaucoup d'endroits ; la région des pyramides a disparu ; il ne reste dans la région corticale que quelques tubes très dilatés. Dans un point on voit un amas de tubes non encore atrophiés, mais dilatés et kystiques.

Le tissu interposé est formé de cellules fusiformes ; mais dans certains points on voit des amas de cellules rondes de formation plus jeune.

OBSERVATION XII.

(Pièce 113, préparée par M. Segond, interne des hôpitaux).

Hypertrophie du lobe moyen de la prostate. Pierre dans la vessie. Difficultes extrèmes dans les manœuvres de la lithotritie. Rétention incomplète d'urine. Néphrite suppurative chronique. Mort avec abaissement thermique considérable (inédite).

Jolivet Gilbert, 58 ans, serrurier, est entré salle Saint-Vincent, le 8 décembre 1879, service de M. Guyon, hôpital Necker.

Ce malade entrait pour la troisième fois dans le service ; il y était venu en novembre 1878, puis en avril 1879.

Lors de son premier séjour à l'hôpital (11 novembre 1878 au 14 janvier 1879), il avait déjà présenté tous les signes d'une hypertrophie de la prostate, avec rétention incomplète d'urine sans distension vésicale.

Les symptômes remontaient alors à deux ans.

Le cathétérisme pratiqué une demi-heure après la miction, donnait 650 grammes d'urine neutre. Il y avait incontinence nocturne, soif très vive, constipation opiniâtre.

11 décembre. Il y eut une poussée inflammatoire légère du côté de l'épididyme gauche, qui d'ailleurs céda facilement.

Vers le 20. Les urines étaient devenues alcalines. L'acide borique fut donné à l'intérieur et quatre jours après la réaction alcaline disparut. Les urines devinrent alors tantôt neutres, tantôt acides à l'émission.

Le toucher rectal avait fait reconnaître une prostate volumineuse Le cathétérisme était difficile. Toutes les sondes butaient au niveau du col et pour pénétrer dans la vessie il fallait de toute nécessité employer la manœuvre du mandrin béniqué.

Le malade quitta l'hôpital le 14 janvier 1879, pour y revenir le

28 avril. Trois semaines avant cette époque il avait recommencé à souffrir : la miction éveillait des cuissons très vives le long du canal, avec irradiation du côté de l'anus. La nuit, l'urine s'écoulait involontairement, elle était trouble. Quelques douleurs légéres s'étaient manifestées dans la région des reins.

Le repos, le cathétérisme régulier et les lavages de la vessie apportèrent un peu d'amélioration, et le 6 mai la vessie fut explorée.

Elle contenait un calcul de petit volume logé en arrière de la surface, dans une dépression assez profonde.

Le 13. On commença l'extraction de la pierre.

1re séance. Le lithotriteur nº 1 est introduit facilement. La pierre est difficile à saisir. Il faut tourner en bas les mors de l'instrument et chercher la pierre derrière la prostate ; 14 prises en 6 minutes, aspiration Thompson.

Le 17. 2e séance. Le lithotriteur nº 1 pénètre facilement, sent la pierre logée derrière la prostate, mais ne peut la saisir. On pratique l'aspiration, le fragment est aussitôt délogé. On l'entend frapper contre le bec de l'instrument à chaque aspiration de la paire. Le fragment s'engage enfin dans l'œil de la sonde et peut être retiré avec l'instrument.

Le 21. 3e séance. Le lithotriteur est introduit et ne peut saisir des fragments. L'aspiration avec l'appareil de Thompson les déloge. Le lithotriteur est réintroduit et fait deux prises. On termine la séance par une aspiration à l'aide de l'instrument de Bigelow ; mais celle-ci reste sans résultat. Les fragments qui restent dans la vessie, trop volumineux pour s'engager dans l'œil de la sonde, s'appliquent sur lui, font soupape et gênent le jeu de la paire qui ne revient pas sur elle-même après chaque pression.

Le 28. 4e séance. Le lithotriteur introduit ne peut saisir les fragments. L'aspiration les déloge encore, mais une deuxième introduction du lithotriteur reste cependant sans résultat. A la suite de cette séance, une épididymite droite se développe et le malade est laissé au repos du 28 mai au 19 juillet.

19 juillet, 5e séance. Le lithrotriteur est introduit à deux reprises différentes sans qu'il soit possible de saisir ou même de sentir aucun fragment. L'aspiration est pratiquée et vient relever l'errreur du lithotriteur. On entend très nettement la percussion de la sonde par un petit fragment. Le lithotriteur est dès lors introduit une troisième fois, mais le fragment ne peut être saisi.

Les difficultés que le cathétérisme a toujours présenté chez ce malade, les difficultés plus grandes encore et souvent insurmontables rencontrées à chaque séance de lithotritie, sont autant de points fort intéressants à noter et qui trouveront leur explication naturelle dans l'examen direct des déformations prostatiques et vésicales.

Après la dernière séance de lithotritie, le malade est resté au repos, son état général était bon, les mictions étaient non douloureuses mais fréquentes. L'incontinence nocturne avait disparu et le 28 juillet il est parti pour Vincennes. On lui avait donné une sonde qu'il maniait bien et il était convenu qu'il viderait sa vessie matin et soir.

Pendant août, septembre et octobre, le malade s'est bien porté, il se sondait deux fois par jour et ne souffrait presque pas.

Vers le mois de novembre, il a senti ses forces décliner rapidement. Il ne souffrait pas, mais il se sentait incapable de tout travail. L'anorexie était absolue et souvent il vomissait le peu de nourriture qu'il arrivait à prendre.

A bout de forces et de ressources il est revenu demander un lit salle Saint-Vincent, le 8 décembre.

Son amaigrissement était extrême, la peau était sèche et terreuse. La vessie n'était pas distendue, mais le cathétérisme et le toucher rectal montraient qu'elle se vidait mal. L'urine était alcaline et purulente. La température peu élevée montait à 38° dans l'aisselle. Le pouls était petit, battait 100 pulsations par minute et ne présentait pas d'intermittence. Il y avait de la constipation. L'anorexie était complète et la soif vive. La prostration était grande et le malade était dans un état de somnolence presque continuel.

On essaya de le nourrir. On prescrivit une potion au quinquina et la vessie fut lavée deux fois par jour avec la solution d'acide borique à 4 p. 100.

Ce traitement est resté sans résultat, pendant quatre jours les symptômes ne se sont pas modifiés. La température descendait chaque matin à 37 ou 37,2 pour remonter le soir à 38, et l'urine était toujours chargée de pus.

13 décembre. L'état général s'est encore aggravé. Le malade repoussait toute nourriture. La sécheresse de la langue était extrême. Le pouls très faible, difficile à sentir, offrait quelques intermittences. Le soir, la température est restée è 37.

Le 14. La température du matin était de 36, celle du soir de 35.

La température rectale prise le 15 au soir, a donné 32,4, et le malade est mort dans la nuit.

L'autopsie faite le 17 décembre, a donné les résultats suivants :

Le foie, la rate, le tube digestif et le cœur, ne présentaient pas d'altérations.

Les parois de l'aorte étaient légèrement athéromateuses.

La base des deux poumons étaient fortement congestionnée.

Bazy.   6

Le rein gauche était induré et atrophié. La capsule très épaissie adhérait intimement au parenchyme et se détachait difficilement. A la coupe il était difficile de constater les limites réciproques des deux substances. En certains points cependant on pouvait constater la disparition de la substance corticale   La substance médullaire était de son côté atrophiée et comme refoulée vers les périphéries de l'organe. On ne distinguait pas tout d'abord de collection purulente enkystée dans le parenchyme. Mais des coupes successives ont montré ensuite, qu'en beaucoup de points, le tissu était le siège d'une infiltration purulente manifeste. L'artère rénale de ce côté et ses branches étaient très dilatées. La muqueuse des calices et du bassinet était épaissie, tomenteuse et vascularisée. L'urèthre très épaissi mesurait 2 cent. de circonférence.

Le rein droit était manifestement augmenté de volume. L'atmosphère graisseuse s'était transformée en une sorte de tissu lardacé adhérant intimement à la capsule, celle-ci était fortement adhérente au parenchyme. La surface du rein présentait de grosses bosselures. A la coupe, la substance corticale présentait une coloration jaunâtre. Elle était manifestement infiltrée de pus. En certains points même la suppuration était plus complète et se présentait sous la forme de petits abcès miliaires. Les colonnes de Bertin présentaient des altérations analogues. En regardant alternativement la coupe des pyramides de Malpighi, on apercevait des traînées puriformes sillonnant la surface de la coupe et séparant les tubes urinaires. Les calices et le bassinet étaient dilatés et épaissis. La muqueuse injectée et tomenteuse était recouverte par un pus glaireux et ammoniacal (le papier de tournesol appliqué sur la coupe de la substance corticale conservait au contraire sa coloration rouge). Les artères rénales étaient striées en travers.

Le râclage de la substance corticale a montré des globules de pus très nombreux et des cellules embryonnaires en assez grande quantité. On a pu constater en outrel'état granuleux des *tubuli contorti* et la prolifération des cellules épithéliales qui renfermaient 2 ou 3 noyaux.

Le râclage de la substance médullaire a fourni lui aussi une assez grande quantité de globules de pus. Les tubes droits et les anses de Heule étaient peu altérés.

La *vessie* peu développée renfermait une grande quantité de pus épais, jaune et fétide. Elle ne contenait pas de calcul. La pièce a été conservée au musée sous le n° 113. L'urèthre a été gardé intact et la vessie incisée sur sa paroi antérieure de manière à montrer surtout, l'hypertrophie du lobe moyen faisant soupape sur l'orifice de l'urèthre et le développement considérable du bas fond constituant une loge creuse, défendue en avant por le lobe moyen.

En examinant cette pièce on s'explique très bien les difficultés du cathétérisme, la rétention et l'impuissance du lithotriteur à déloger ou à saisir le calcul lorsqu'il séjournait dans cette véritable loge, rétro-prostatique.

Les parois vésicales mesurent 8 millim. d'épaisseur.

La loge rétroprostatique, le bas fond vésical, mesurent 3 cent. de profondeur, 5 cent. 1[2 de diamètre transversal et 5 cent. de diamètre antéropostérieur.

L'orifice vésical des uretères n'est pas dilaté.

Le lobe moyen, hypertrophié et comme pédiculé, se montre sous l'aspect d'une sorte de polype épais de 1 cent. 1[2 et haut de 2 centim.

OBSERVATION XIII.

Fongus de la vessie ayant déterminé de la rétention incomplète. Fièvre. Troubles digestifs. Douleurs rénales. Mort. Autopsie. Néphrite suppurative commençant à gauche. Congestion pulmonaire énorme.

Malon (Augustin), 59 ans, cuisinier, entré le 13 décembre 1879, salle Saint-Vincent. lit n° 10. Mort le 24 décembre.

Ce malade est arrivé à l'hôpital avec des phénomènes de rétention incomplète d'urine très accusés. La température montait à 39,5 dans l'aisselle. Le pouls battait 120 pulsations par minute sans intermittence. La langue était très sèche. Il y avait de la stupeur, de la diarrhée, de l'anorexie, et une soif très vive. L'amaigrissement général était assez marqué. Le canal était libre, la vessie distendue et la prostate assez volumineuse au toucher.

Il disait n'avoir jamais fait de maladie grave. Les troubles de la miction remontaient à six mois environ. Vers cette époque la miction était devenue difficile ; ces difficultés de la miction, passagères d'abord, s'étaient progressivement accusées. Le malade avait dû se faire sonder à plusieurs reprises et depuis un mois ses forces déclinant de plus en plus, il avait été obligé de cesser tout travail. Il se plaignait d'avoir les urines troubles, mais il n'avait pas eu d'hématurie.

En présence de cet ensemble symptomatique, il était rationnel de rattacher les phénomènes de rétention à l'hypertrophie prostatique.

Le cathétérisme fut pratiqué le 13, le 14 et le 15, et suivi chaque fois d'un lavage de la vessie avec la solution d'acide borique à 4 p. 100.

Le 15 au soir, les urines jusque-là simplement troubles, contenaient une quantité de sang notable. La fièvre était toujours vive, l'état général plus grave, et les jours suivants on suspendit les cathétérismes. Le malade pissait d'ailleurs plus facilement. Douleur rénale à la pression du côté droit. Rien à gauche.

Le 20. Les urines ne contenaient plus de sang.

A partir de ce moment, la température s'est encore élévée, la respiration est devenue difficile et le malade est mort dans la nuit du 23 au 24 décembre.

L'Autopsie a été faite le 25 au matin.

Le *cœur* était surchargé de graisse, ses parois molles et flasques offraient à la coupe une teinte jaunâtre très accusée. Il n'y avait pas de lésions valvulaires.

Les *poumons* dans toute leur étendue étaient le siége d'une congestion excessive et c'était à cette congestion pulmonaire qu'il fallait très vraisemblablement rattacher la mort. (C'était presque de l'apoplexie pulmonaire.)

La *rate* était très grosse et très diffluente.

Le *foie* paraisssait normal.

Le *rein droit* offrait ses dimensions normales; sa consistance ne paraissait pas altérée.

En détachant sa capsule légèrement épaissie on a constaté à la surface même du parenchyme, l'existence d'un foyer purulent se présentant sous l'aspect de tache jaune circulaire et grande environ comme une pièce de 20 sous. A la coupe, la substance corticale amincie et de coloration jaunâtre dans le point suppuré, présentait au voisinage du foyer purulent, et sur une zone de peu d'étendue, un état piqueté hémorrhagique tranchant nettement sur les parties voisines.

La ligne de démarcation des deux substances était difficile à voir. Les calices et le bassinet étaient dilatés, injectés, mais non épaissis.

Le *rein gauche* était beaucoup moins altéré. Nulle part il n'existait de foyers purulents La consistance et les dimensions étaient normales. On constatait simplement à la coupe une pâleur générale de tout le tissu. La limite des deux substances se distinguait nettement.

La vessie présentait des altérations très intéressantes. Elle est ouverte par son sommet pour voir sa cavité et l'orifice vésical de l'urèthre: elle contenait environ 150 gr. d'urine trouble; la muqueuse était injectée, rougeâtre et comme ecchymotique par places. En cherchant l'orifice vésical de l'urèthre, on ne pouvait l'apercevoir, masqué qu'il était par des masses fongueuses, villeuses, de couleur lie de vin, formées par des houppes assez longues et légères, flottant quand on les mettait dans l'eau et se déplaçant très facilement; en agitant le liquide, suivant qu'on imprimait au courant telle ou telle direction, on voyait ces masses venir alternativement dégager et obturer complètement l'orifice vésical. Elles sont situées en avant et aussi à droite de l'orifice, occupant une étendue de 5 à 6 cent. carrés allongée transversalement ; par une extrémité droite elles viennent rejoindre une autre masse villeuse qui est située au voisinage de l'orifice de l'uretère droit, et qui a absolument les mêmes caractères que les précédentes. Ces villosités venaient évidemment se placer sur l'orifice vésical et le boucher quand la vessie se contractait pour chasser l'urine dans l'urètbre. Cet orifice n'était du reste nullement déformé.

OBSERVATION XIV.

Calculs vésicaux. Deux séances de lithotrities. Accès de fièvre. Troubles digestifs. Douleurs lombaires. Arthrites. Mort. Autopsie. (obs. personnelle).

(La courbe très intéressante a été perdue).

Barbier (Anatole), 68 ans, journalier, entré le 6 décembre 1878, salle Saint-Vincent, nº 4, service de M. Guyon, à Necker.

Pas d'antécédents bien marqués ; dit avoir fait des excès alcooliques.

Les symptômes de la pierre remontant à huit mois environ.

La préparation à la lithotritie se fait sans accidents.

Le 14. Irᵉ séance de lithotritie sans chloroforme ; plusieurs pierres dures ; lithotriteur nº 1 ; 9 prises en 3 minutes.

Accès de fièvre dans la nuit du 16 au 17, qui fait ajourner une seconde séance.

Le 21. 2ᵉ séance ; 12 prises en 2 m. et demie.

Le 30. Depuis la dernière séance, légère fièvre, insomnie, langue sèche, soif vive, douleur à l'émergence du sciatique et dans la région lombaire droite ; 6 ventouses scarifiées sur le côté droit.

Le 31. Urines peu abondantes, colorées ; émission des dernières gouttes très douloureuse, diarrhée ; langue sale ; température normale ; eau de Sedlitz.

Iᵉʳ janv. Douleurs moins vives ; langue un peu meilleure.

Le 2. Douleurs ont réapparu dans le côté droit ; température normale.

Le 3. Douleurs assez vives dans l'épaule droite, au niveau de l'articulation acromio-claviculaire ; sueurs assez abondantes ; température normale ; urines 1500 gr., très chargées.

Le 6. Hier dans la journée, grand frisson et douleurs assez vives dans l'épaule gauche qui est empâtée, l'articulation paraît être en cause ; le soir la température atteint 38,5. Aujourd'hui la région de l'épaule gauche paraît moins empâtée ; urines peu abondantes, foncées. Sulfate de quinine.

Le 8. Douleurs des épaules presque disparues ; pas de fièvre ; quantité des urines normales ; constipation. Eau de Sedlitz.

Urines examinées au microscope : pas de globules rouges, fermentation ammoniacale très prononcée, nombreux cristaux de phosphate ammoniaco-magnésien, cellules lymphatiques assez nombreuses avec transformation muqueuse, filaments de mucine, amas de micrococcus, plusieurs variétés de bactéries et de bactéridies.

Le 12. Hier soir, élévation notable de la température sans cause appréciable; ce matin, rémission ; miction douloureuse ; urines sentent mauvais.

Le soir, élévation plus considérable qu'hier, sans phénomènes nouveaux.

Le 13. Ce matin, température normale, facies un peu altéré, légère teinte subictérique des conjonctives, pas de douleurs ; 0,50 cent. de quinine.

Du 14 janvier au 7 février. Pas d'amélioration dans l'état du malade, toujours la même fièvre appartenant au deuxième type de la forme aiguë, caractérisée par des faibles élévations de température durant trois ou quatre jours, séparées par des intervalles apyrétiques; pas de polyurie et les urines gardent sensiblement les mêmes caractères ; mictions douloureuses, langue sale, abdomen toujours assez sensible dans le flanc droit, douleurs reparues dans la cuisse droite ; celles des épaules persistent avec des variations d'intensité ; pas d'appétit ni de sommeil, nausées ; dégoût des aliments ; on essaie successivement de l'eau-de-vie, du vin, du lait, du bouillon.

7 février. Constipation depuis plusieurs jours. Les douleurs à la miction persistent, on pratique de nouveau le toucher rectal, la prostate n'est pas modifiée ; salive acide, T. 36,2, scammonée, quinine, 0,50 cent.

Le 8. Selles abondantes, nausées. Depuis quelque temps, sueurs abondantes toutes les nuits.

Le 10. Hier, nouvelle ascension de la température, qui atteint 38,2. Le malade reprend du lait avec plaisir.

Le 20. Pas de fièvre, facies altéré, langue sèche, abattement considérable, mictions très douloureuses. Dépôt de pus dans l'urine, 1 litre.

Le 28. Abattement augmenté, parole lente et difficile, langue sèche, blanche, collante. Pas de fièvre. Pouls très irrégulier. Dégoût extrême des aliments.

3 mars. Même état. Pouls toujours très irrégulier, spasmes, intermittences.

Le 5. Hier soir la température a commencé à s'élever (38,2); la prostration fait de rapides progrès ; langue sèche, un peu fuligineuse; facies cireux, cyanosé en certains points, conjonctives jaunâtres. Fréquentes envies de vomir. Intelligence connservée.

Le 6. Hier 39,2. Ce matin 38,8. Etat semi-comateux, il urine dans dans le lit. Impossible de lui faire prendre aucun aliment. Des mucosités gargouillent dans les bronches.

Le 7. Mort dans les premières heures.

Autopsie. — Dans le flanc droit, abcès périnéphrétique entourant le rein, situé surtout en arrière et en dehors (pus bien lié, 300 gr. environ), ayant fusé jusque dans la fosse iliaque droite, muscle iliaque infiltré.

Rein droit. Capsule adipeuse très épaissie, lardacée, très volumineuse.

A la surface du rein, proéminence des abcès dont deux du volume d'une petite noix, siégeant surtout sur le bord externe et l'extrémité inférieure. Points assez étendus de coloration jaunâtre. Congestion par places.

Le pus n'est pas franchement collecté, et ne s'écoule pas quand on fait une large incision ; l'abcès semble être formé par la réunion d'un grand nombre de petits foyers juxtaposés retenus dans les aréoles d'un tissu qui paraît pulpeux, blanchâtre, quand on a exprimé le pus qui y était contenu. Cette disposition rappelle tout à fait la structure du corps vitré.

Les points jaunâtres de la périphérie correspondent à de petits foyers purulents formés ou en voie de formation.

L'intérieur de la substance du rein est parsemé de petites cavités dont quelques-unes contiennent un liquide tenant en suspension des gouttelettes huileuses ; ces cavités très nombreuses et peu volumineuses sont les orifices de petits canaux qui n'aboutissent pas aux calices et semblent formés par des veines dilatées ; on en suit en effet quelques-unes jusqu'à la veine rénale dont la paroi est comme cloisonnée.

Le rein gauche présente aussi 3 abcès, dont l'un situé sur le bord externe et à l'extrémité supérieure. Congestion par places. Tissu adipeux périnéphrique très abondant.

Substance rénale un peu molle ; on y trouve des canaux veineux dilatés comme dans le rein droit. A la coupe, on découvre dans la substance médullaire un abcès qui est le siège d'une hémorrhagie et communique avec un abcès superficiel ; il est du volume d'une noisette.

La capsule propre du rein s'enlève avec la capsule adipeuse et n'adhère pas au tissu rénal.

L'artère rénale est striée dans le sens transversal, un peu flexueuse.

Poids de chaque rein, 210 gr.

Uretères non dilatés, ni épaissis. Muqueuse un peu injectée.

Urèthre sain dans presque touté son étendue ; à l'union de la portion bulbeuse et de la portion membraneuse, un petit abcès contenant un fragment de calcul engagé dans l'urèthre.

Lobes latéraux de la prostate volumineux.

Vessie revenue sur elle-même renferme une vingtaine de fragments de pierre de volume variant depuis celui d'un grain de chènevis à celui d'une grossse noisette. Muqueuse n'est pas altérée ; elle est brunâtre et injectée.

Dans la fosse ischio-rectale droite, assez vaste collection purulente en contact avec la prostate et le bas-fond de la vessie, et se continuant par dessous la branche ascendante de l'ischion avec un abcès situé dans la partie supérieure et interne de la cuisse, à la fois souscutané et profond.

Arthrite simple de l'articulation acromio-claviculaire droite, avec dénudation osseuse et ostéite légère.

L'articulation de l'épaule gauche contient un liquide sanguinolent visqueux, non purulent. Synoviale fortement injectée, d'un rouge vineux, épaissie ; cartilage recouvert comme de fausses membranes, dépoli, inégal ; celui de la cavité à une ulcération taillée à pic.

Cœur flasque, mou, fortement surchargé de graisse ; parois du ventricule gauche amincies, cavité fortement dilatée ; muscle cardiaque a une coloration jaune bronzé. Rien dans les valvules. Poids du cœur, 380 grammes. Un peu d'endartérite noueuse de l'aorte.

Poumons. Bord postérieur très congestionné. Adhérences anciennes du poumon gauche.

Rate doublée de volume, diffluente.

Foie un peu pâle, un peu graisseux, de consistance onctueuse. Vésicule biliaire contient une bile brunâtre assez fluide.

OBSERVATION XIV.

(Pièce n° 109, préparée par M. Segond).

Rétrécissement bulbaire infranchissable. Rupture de l'urèthre. Destruction de la partie postérieure de l'aponévrose moyenne. Vaste décollement péripénien. Fièvre. Troubles digestifs. Néphrite suppurative. Mort. Autopsie (inédite).

Le nommé Sainte-Marie, François, 58 ans, tailleur, couché au n° 8, de la salle Saint-Vincent, entré le 13 octobre, mort dans la nuit du 11 au 12 novembre (service de M. Guyon, hôpital Necker).

Ce malade est arrivé à l'hôpital avec une rétention complète datant de vingt-quatre heures. Des tentatives de cathétérismes avaient été faites en ville, sans autre résultat que de faire saigner le canal. La vessie, distendue, remontait à quatre travers de doigts au-dessus de l'ombilic et les souffrances locales étaient vives.

Il y avait de la pâleur, de l'amaigrissement, de la faiblesse. Il n'y avait pas trace de réaction fébrile.

La cause première des accidents vésicaux était facile à reconnaître. La région bulbaire de l'urèthre offrait un rétrécissement dur, contre lequel tous les explorateurs venaient buter et dans lequel on engageait à grand'peine l'extrémité collodionnée d'une bougie n° 4, sans qu'il fût possible de franchir, Les régions antérieures du canal étaient libres. L'explorateur 21 parcourait les régions pénienne et scrotale sans donner le moindre ressaut. La prostate était faiblement hypertrophiée.

Chez ce malade, l'origine blennorrhagique du rétrécissement était fort nette. La première chaudepisse datait de dix ans, et les premières difficultés de la miction remontaient à six mois. Quatre mois avant cette époque, un écoulement purulent uréthral s'était manifesté ; mais d'après les renseignements donnés par le malade, il y a tout lieu de supposer que le rétrécissement était seul en cause et qu'il ne s'agissait pas là d'une vraie chaudepisse.

Du 13 au 20 octobre, le rétrécissement est resté infranchissable, malgré les efforts tentés à l'aide des moyens d'usage (bougies collodionnées, cathétérisme sans le chloroforme, bougies en faisceaux, bougies de cire appuyées plusieurs heures sur la partie antérieure du rétrécissement, bougies engagées de quelques millimètres et laissées en demeure, etc.). Dès l'arrivée du malade, le simple cathétérisme appuyé avait suffi à rétablir le cours des urines et à faire disparaître les phénomènes de rétention. Il fallait donc attendre et s'efforcer de franchir le rétrécissement à l'aide d'une bougie fine.

L'élévation thermique survenue, le 28 octobre, fit cesser toute tentative de cathétérisme. D'ailleurs, la vessie se vidait bien et toute intervention active immédiate était inutile. Le malade pissait goutte à goutte et incessamment.

Le sulfate de quinine fut donné à plusieurs reprises ; mais jusqu'au 7 novembre, quatorze jours avant la mort, la température n'a pas cessé de se maintenir chaque soir entre 38° et 39°. On peut voir sur la courbe que la température est descendue au-dessous de 37° durant les quatre derniers jours.

2 novembre. La région périnéale s'est empâtée, et le 5 novembre on a pu constater en arrière des bourses l'existence d'une tumeur régulière offrant tous les caractères d'un abcès urineux. A cette date (5 novembre), l'incision de la tumeur fut pratiquée. La lame du bistouri fut enfoncée très profondément dans le périnée, mais le centre même du foyer ne fut pas attaqué. La tumeur présentait comme une déviation latérale qui la fit échapper à l'action de l'instrument tranchant. Il n'y eut donc pas d'écoulement d'urine immédiat. Toutefois, le soir même de l'opération, l'urine se mit à couler par la plaie périnéale qui se trouvait en communication par sa partie postérieure et profonde avec un clapier urinaire péri-uréthral.

Depuis le Ier novembre, l'état général est devenu très mauvais. La vessie se vidait toujours bien, le malade ne souffrait pas, mais la langue était sèche. Il y avait du délire tranquille pendant la nuit, de la diarrhée et de l'incontinence des matières fécales.

L'incision périnéale parut amener un peu d'amélioration, mais celle-ci fut très passagère, les symptômes généraux s'aggravèrent de plus en plus et le malade est mort dans la nuit du 11 au 12 novembre.

L'autopsie, pratiquée le 13 novembre, vingt-huit heures après la mort, a révélé les lésions suivantes :

Le cœur était sain, on voyait seulement quelques plaques athéromateuses peu étendues sur les sigmoïdes aortiques.

Le poumon droit dans toute l'étendue de sa base et de son bord postérieur était pour ainsi dire farci de noyaux de pneumonie lobulaire, son tissu était rouge et excessivement friable.

Le poumon gauche présentait des altérations analogues vers sa base, mais ici les lésions étaient beaucoup moins étendues.

Le tube digestif était sain, le rectum et l'S iliaque étaient bordés de matières fécales, fluides et jaunâtres.

Le foie et *la rate* offraient leurs caractères normaux.

Les reins étaient atteints de néphrite suppurative.

Le rein gauche pesait 115 gr., il avait conservé ses dimensions normales. Sa surface était bosselée et son tissu de consistance molle. Vers son extrémité supérieure, on voyait une cavité kystique grosse comme une petite noisette et remplie d'un liquide brunâtre. La capsule se détachait facilement. Sur toute la surface de l'organe forte-

ment congestionné en certains points, jaunâtres ailleurs, on distinguait un véritable semis de petites nodosités jaunâtres et puriformes.
Des nodosités, isolées pour la plupart, se réunissaient ailleurs en
amas confluents, rappelant ainsi l'agglomération des bourbillons
d'un anthrax. La coupe du rein était diversement colorée. La substance corticale très animée mesurait à peine un millimètre d'épaisseur. La substance médullaire un peu grenue et jaunâtre n'offrait
pas trace d'abcès. Les calices et le bassinet du même côté ne présentaient ni épaississement ni dilatation. Leur face interne était fortement vascularisée. L'uretère gauche était lui aussi à peu près sain,
son calibre était normal, ses parois non épaissies. On notait simplement une injection légère de la muqueuse.

Le rein droit, plus gros que le gauche, pesait 130 gr. et présentait
des altérations analogues. Les petits abcès formant un semis jaunâtre
superficiel étaient ici plus confluents et plus nombreux. A la partie
supérieure de l'organe on trouvait un petit kyste à contenu séreux
gros comme deux lentilles. La substance corticale était moins amincie que du côté opposé, mais la substance médullaire offrait ici des
altérations plus visibles. Les travées conjonctives inter-tubulaires
épaissies dessinaient à la coupe des pyramides comme une gerbe de
tractus jaunâtres disposés en éventail. Les colonnes de Bertin paraissaient intactes. Les calices et le bassinet de ce côté étaient dilatés,
épaissis et injectés ; leur cavité contenait du pus. La pyélite n'était
pas douteuse. L'uretère droit offrait quelques renflements partiels.
Ses parois étaient épaissies et sa muqueuse légèrement injectée.

Les deux artères rénales étaient saines.

La vessie contenait de l'urine purulente. Les autres altérations, la
rupture de l'urèthre, etc., peuvent être étudiées sur la pièce déposée
au musée sous le n° 109.

Une bougie fine est engagée dans le rétrécissement bulbaire resté
infranchissable pendant la vie. A côté de l'orifice antérieur du rétrécissement on peut voir trois petites fausses routes formant autant de
petits culs-de-sac dans lesquels l'extrémité des bougies venait sans
doute butter pendant la vie. En arrière du rétrécissement et sur la
partie latérale gauche du canal se voit la rupture de l'urèthre. Cette
perte de substance ovale, régulière, étendue, conduit à un vaste clapier ayant pour ainsi dire détruit tous les tissus comblant le triangle
recto-uréthral. Il remonte à la partie supérieure jusque vers la partie
moyenne de la face postérieure de la prostate, la paroi rectale antérieure le limite en arrière ; en bas, il enveloppe le bulbe et communique avec la plaie périnéale et avec la tumeur urineuse poreuse
pendant la vie en arrière des bourses. Ce n'est pas tout. Le foyer
s'étend en avant, passe de haut en bas et d'arrière en avant sur les
parties latérales des corps spongieux, là même où les racines caver

neuses se réunissent à eux, et communique avec un vaste décollement péri-pénien ayant disséqué le fourreau cutané de la verge depuis le ligament suspenseur jusqu'au voisinage de la couronne du
gland. Deux sondes engagées par la rupture uréthrale montrent bien
les dispositions de cette fusée antérieure.

OBSERVATION XVI.

Hypertrophie prostatique. Rétention complète. Polyurie. Cystite.
Néphrite suppurative. Fièvre. Mort. Autopsie.

Barbier (Louis), 61 ans, entré le 24 octobre. Mort le 20 décembre,
salle Saint-Vincent, n° 20 (Service de M. Guyon, hôpital Necker).

Le malade est arrivé à l'hôpital avec des symptômes de rétention
complète datant de 24 h. On n'avait pas réussi à le sonder en ville.
La vessie était très distendue ; la température axillaire de 39. Il fut
cathétérisé sans difficulté (urine limpide et sans odeur ; la réaction
précise n'a pas été cherchée). Le toucher rectal montrait une prostate
régulièrement hypertrophiée. Le diagnostic « Hypertrophie prostatique » était évident. Il y avait dès cette époque des douleurs dans
la région rénale gauche.

Le début des symptomes urinaires remontait à un an. Depuis cette
époque, les mictions étaient devenues plus fréquentes, surtout la
nuit, et de temps à autre, sous l'influence de fatigues le plus souvent,
il avait comme des menaces de rétention dont il triomphait par le
repos seul.

Depuis trois mois, un nouveau symptôme était apparu ; l'incontinence nocturne. Les difficultés passagères de la miction avaient en
même temps augmenté d'intensité et de fréquence (3 cathétérismes
par jour. Lavages à l'acide borique. Quinquina).

Du 23 octobre au 27, rien de particulier (Voir la courbe).

Du 27 octobre au 4 novembre, beaucoup de sang dans l'urine ; des
lavages au tannin ont été dès lors substitués aux lavages d'acide borique. Les lavages boriques ont été repris plus tard.

Le 29 octobre, les douleurs rénales ont été assez violentes pour
légitimer 6 ventouses scarifiées.

Sous l'influence du cathétérisme régulier, l'incontinence nocturne
a disparu vers le 4 novembre. Mais il faut noter, qu'à partir de cette
époque jusqu'à sa mort, le malade n'a pas pissé une goutte d'urine
tout seul.

Pendant le mois de novembre, j'ai surveillé la quantité des urines
retirées chaque jour par le cathétérisme (4 litres environ dans les
vingt-quatre heures).

Les urines ne sont devenues manifestement purulentes que le

1er décembre et le sont devenues chaque jour davantage depuis cette époque.

Le matin du jour de la mort, 20 décembre, la température rectale soigneusement prise a donné 33,8.

Autopsie. — *Cœur*. Légère hypertrophie du ventricule gauche. Aorte dilatée, légèrement athéromateuse au niveau de la bifurcation. L'embouchure des artères rénales ne présente pas d'altérations manifestes ; au niveau du hile, elles sont légèrement striées et présentent quelques plaques jaunâtres.

Rein droit. — Volume normal. La capsule du rein se détache facilement. La capsule adipeuse réduite presque à rien est asssez adhérente au rein (poids 130 gr.). La surface du rein présente un grand nombre de petites saillies jaunâtres plus ou moins groupées entre elles et constituées par des abcès du volume d'une lentille.

A la coupe, dilatation très considérable des calices et du bassinet ; la muqueuse est épaissie et injectée. L'épaisseur de la substance du rein est environ de 1 cent. 1[2 à 2 cent. La substance corticale est à peu près de 1[2 cent. Par places, elle est absolument jaunâtre comme si elle était infiltrée de pus. Dans les points correspondant aux abcès de la substance corticale, on remarque sur la substance médullaire des traînées jaunâtres évidemment constituées par du pus.

Rein gauche. — Il est un peu plus volumineux que le rein droit, bosselé, comme lobulé. La capsule se détache facilement, sauf dans une étendue de 2 centimètres, où le parenchyme a disparu et est remplacé par du tissu fibreux.

Il est lobulé par des dépressions cicatricielles, qui se traduisent à la vue par de larges tractus blanchâtres, déprimés, et au toucher par une induration manifeste. A la coupe, la dilatation des calices et du bassinet est beaucoup plus considérable que du côté droit ; aussi, n'observons-nous pas autant d'abcès ! On voit à la surface un très grand nombre de saillies jaunâtres, indiquant des points en suppuration, mais dont l'évolution n'est pas encore terminée. La muqueuse est beaucoup plus injectée ; elle offre à la vue une couleur violacée, elle est plus épaisse que dans le rein droit ; elle est plus indurée ; la substance corticale est réduite presque à rien.

La réaction des uretères et du bassinet est légèrement alcaline ; du sable phosphatique. Les uretères mesurent 1 cent de diamètre.

Vessie globuleuse, volume du poing ; muqueuse gris noirâtre, ardoisée, injectée ; épaississement des parois qui ont 1 cent. environ Colonnes de la vessie relativement peu développées.

Prostate volumineuse, hypertrophié totale, pas de saillie du lobe moyen.

Poumons. Pneumonie hypostatique des deux bases.

OBSERVATION XVII.

Rétention incomplète d'urine. Hypertrophie prostatique. Polyurie limpide. Néphrite interstitielle. Cathétérisme. Cystite. Néphrite aiguë.
Polyurie trouble (obs. personnelle).

Sainsaurd (Désiré), ébéniste, 56 ans, entré le 20 janvier 1879, salle
Saint-Vincent, n° 1.

Début des accidents peu précis. Mais depuis deux mois, besoins
d'uriner plus fréquents, se levait trois ou quatre fois la nuit. Depuis
huit jours, besoins d'uriner extrêmement fréquents la nuit et le jour.

Le malade est soumis à l'examen, et le lendemain 21 janvier on
constate :

Urine assez claire, D. 1002, 3 litres 1/4 (le malade n'avait malgré sa
soif bu qu'un pot de tisane), faiblement acides.

Vessie distendue presque jusqu'à l'ombilic. Sensation de pesanteur
dans le bas-ventre : a eu autrefois des douleurs dans les reins qui,
aujourd'hui, ne sont pas douloureux. Pas de troubles digestifs, la
langue est assez humide, mais la sécrétion buccale est acide, soif
vive, constipation habituelle, pas d'albumine, ni de sucre dans les
urines, on évacue incomplètement la vessie avec une sonde n° 13;
elle se contracte bien. Prostate assez volumineuse, dure et un peu
bosselée.

Une demi-heure après le cathétérisme, a encore envie d'uriner. Il
y a probablement en tenant compte des envies fréquentés qu'il avait
auparavant, aussi bien la jour que la nuit, et quoique les urines ne
soient pas modifiées, une cystite bien légère, peut-être bornée au
col, d'autant plus qu'on constate un spasme de la portion membraneuse. Teint pâle, amaigrissement, perte de forces, peau sèche.

Le 22. Cathétérisme un peu douloureux. Sensation de brûlure après
l'évacuation, frisson dans la soirée. T. A. 38,8 soir.

Le 23. Urine de la nuit rouge et teintée de sang, faiblement cependant. Douleurs assez vives à l'hypogastre, ténesme, miction cuisante,
méat légèrement rouge (cystite manifeste) sonde n° 17 à demeure.

Le 24. Urines ont une teinte rouge-noir; le malade a laissé la sonde
débouchée. Langue assez bonne, quoique un peu sèche. Lavage à
l'acide borique, pas de douleurs rénales spontanées ou à la pression.
Lait, alcool et extrait de quinquina.

Le 25. Langue sèche, constipation, céphalalgie, un peu de subdéli-
rium la nuit. Prostate et vessie un peu douloureuses. T. A. 40,2, lavement.

Le 27. Langue un peu humide, sommeil. Deux verres d'eau de Sedlitz.

Le 28. Langue un peu sèche, nuit agitée, urines sanglantes avant le lavage. T. 40,2. On cherche à provoquer la transpiration; sulfate de quinine 0,60 centigr.

Le 29. Urines acides, pas de polyurie aujourd'hui, transpiration abondante, diarrhée séreuse.

Le 30. Etat général meilleur, nuit plus calme : urine de quantité normale.

Le 31. Langue moins sèche, plus de diarrhée; le malade se sent mieux.

1er février. On change de sonde à demeure.

Le 3. Constipation depuis quatre jours; langue sèche, soif vive, grand abattement, facies altéré, peu de douleurs vésicales. Lavement avec 50 grammes miel de mercuriale.

Le 4. Langue moins sèche, soif toujours vive; peu d'appétit.

Le 5. Langue assez bonne; le malade demande à manger; abattement moins grand. Température stationnaire.

Le 6. Polyurie, 3 lit. 1/4; langue bonne.

Le 8. On change la sonde à demeure.

Le 10. Sonde est bien supportée; langue reste bonne, l'appétit revient un peu, les forces reparaissent.

Le 13. Appétit assez bon. Etat général satisfaisant : on retire la sonde à demeure.

Le 14. Hier soir malaise, fièvre, agitation. On a replacé la sonde à demeure. Ce matin état plus satisfaisant, polyurie continue (3 lit. 1/2).

Le 15. Polyurie persiste, pas de fièvre, Appétit satisfaisant.

Le 18. La sonde à demeure est retirée. Le malade se sonde toutes les quatre heures.

Le 19. Le malade commence à se lever.

5 mars. Hier, à la suite d'un bain, refroidissement, fièvre, agitation qui ont cessé ce matin.

Le 6. Le malade se sent bien. Appétit revenu, le sommeil est bon.

Le 11. Le malade urine maintenant tout seul et vide bien sa vessie; le jet a assez de force, l'embonpoint reparaît, l'état général est très satisfaisant.

Le 14. Ascension brusque de température hier à la suite d'un repas trop copieux.

Le 15. Température normale.

Le 16. L'état du malade est bon, il demande à sortir.

Le 24. Exeat. Miction facile, plus de douleurs en urinant, les urine restent cependant troubles, laiteuses, abondantes; les fonctions digestives se font néanmoins assez bien. On lui recommande de se sonder pour éviter la reproduction de nouveaux accidents.

Malheureusement le malade a négligé ces précautions et il rentre au mois de juin avec les accidents qu'il présentait à sa première entrée : il est resté quelque temps dans la salle, où il a subi le même traitement pour un ensemble symptomatique analogue à celui qui est décrit plus haut, et il est sorti après un mois amélioré, mais non guéri.

OBSERVATION XVIII.

Rétrécissement de l'urèthre. Polyurie. Dilatation. Fièvre. Abcès urineux. Uréthrotomie interne. Plus d'accès de fièvre par la dilatation consécutive. Disparition de la polyurie (obs. personnelle).

Bochot (François), 52 ans, tourneur, entré le 15 novembre 1878 salle Saint-Vincent, n° 16 (service de M. Guyon, à l'hôpital Necker).

Plusieurs blennorrhagies d'assez longue durée, dont la première date de l'âge de 18 ans.

Depuis 1864, envies fréquentes d'uriner et mictions douloureuses.

En 1869, rétention brusque d'urine qui dure quelques jours; il va à l'hôpital du Midi où on le sonde. Depuis ce moment, la miction est mauvaise.

10 novembre 1878. Nouvelle rétention d'urine, avec fièvre qui dure quatre jours.

Le 15. Il entre à l'hôpital.

Etat actuel. Vessie très modérément distendue, elle peut encore se cacher derrière le pubis.

Le tube digestif n'offre rien de particulier, sauf un état saburral de la langue.

Le 17. Polyurie, 2 litres et demi d'urine assez claire, les dernières gouttes seules sont légèrement purulentes.

Le 19. Exploration, plusieurs rétrécissements dont le dernier qui est au cul-de-sac du bulbe ne laisse passer que le n° 6.

Le 25. On a passé hier le n° 12.

A 6 heures ce matin, il se lève pour vider son vase aux cabinets, commence à trembler, et le frisson dure jusqu'à 9 heures et demie; à 9 heures, T. A. 40,9; à 10 heures 3/4, 40,7; à midi 40,2, à 2 heures 40, à 5 heures 39,6.

Le 26. T. A. 37,4. A midi nouveau frisson moins violent que celui d'hier; à midi 3/4, T. A. 40 ; à 1 heures, 5. T. 38. Vomissements.

Le 27. T. 37. 1 gr. de sulfate de quinine.

4 décembre. Fièvre depuis hier, abcès urineux, et cependant on ne l'a pas sondé depuis le 24 novembre; Il dit uriner plus mal depuis quelques jours.

Le 6. Longue et profonde incision.

Le 7. La température qui, le 5 était montée à 39, est à 37,1 ce matin.

Le 10. La fièvre n'a pas reparu, la plaie est très belle.

Le 30. Légère fièvre, 38, 6 le matin, 38,4 le soir; langue un peu sèche, collante.

Le 31. Même état de la langue, plus de fièvre.

4 janvier. Gonflement inflammatoire au niveau de la plaie, pas de fièvre néanmoins.

Le 6. Hier petit frisson rare, élévation durable de la température.

Le 11. On essaie la dilatation de nouveau, bougie n° 11.

Le 18. Le rétrécissement se dilatant difficilement, le canal étant très sensible, on doit faire l'*uréthrotomie* qui est encore indiquée par les accidents précités de la dilatation.

Le 22. Uréthrotomie interne, pas de fièvre le soir.

Le 23. Etats général et local bons.

On enlève la sonde à demeure.

Le 24. Fièvre, ce matin 38,6, soir 37,6; langue humide, peu de malaise. On fait transpirer le malade.

10 février. On fait la dilatation, bougies 15 et 16. Il n'y a plus de polyurie, 1 lit. 3/4 d'urine claire et ne déposant pas.

Le 23. La fistule tend à se fermer. On passe les n°s 19 et 20. Les urines restent claires.

2 mars. On passe aujourd'hui le n° 42 Béniqué.

Le 17. Deux ou trois gouttes d'urine passent encore par la fistule; miction du reste est facile.

OBSERVATION XIX.

Rétrécissement de l'urèthre. Rétention complète. Dilatation.

Uréthrotomie interne. Accès de fièvre. Guérison (personnelle).

Halary (Auguste), 21 ans, entré salle Saint-Vincent, n° 19, le 11 janvier 1879 (service de M. le professeur Guyon à l'hôpital Necker).

Vers l'age de 16 ans. une blennorrhagie ayant duré deux mois à l'état aigu, et laissé après elle la goutte militaire.

Entré l'an dernier au Midi pour une adénite inguinale, on lui trouve déjà un rétrécissement. Auparavant, depuis un an environ, il avait

Bazy.

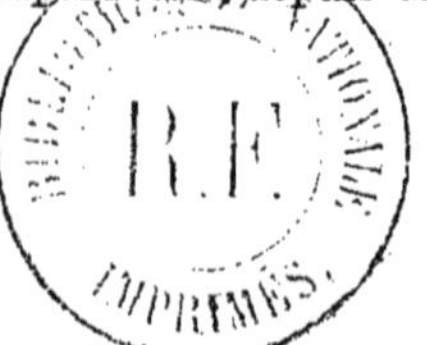

remarqué des modifications de la miction qui était plus longue, moins facile, se faisait avec effort; le jet était faible et tortillé. On lui fit la dilatation avec les béniqués courbes et les bougies, et il sortit rétabli.

Un mois après, les symptômes du rétrécissement reparaissaient. A la fin de décembre à la suite d'accès répétés, il se leva un matin sans pouvoir uriner, il entra à l'hôpital Saint-Antoine, où on ne put le sonder : on dut faire la ponction hypogastrique capillaire; le lendemain il pouvait uriner, mais le rétrécissement restait infranchissable ; enfin il se décide à entrer à l'hôpital Necker, le 21 janvier 1879.

Rétrécissement (n° 19) à la fosse naviculaire, n° 15, à l'entrée du bulbe, n° 11 au cul-de-sac du bulbe. On ne peut franchir qu'avec le n° 6 : on commencera la dilatation à partir de ce numéro.

20 janvier. Le n° 7 ne passe pas, on remet le n° 6. Il y a un accès de fièvre le 23 à la suite d'une nouvelle tentative très prudente de dilatation.

Le 29. Uréthrotomie interne, lame 22, sonde à demeure n° 15.

Le 30. Pas de fièvre ; on enlève la sonde à demeure.

Le 31. Le matin rien ; le soir le malade se lève : il est pris bientôt de deux frissons assez violents. T. 40°. Diaphorèse, sulfate de quinine.

Ier février. Quelques vomissements ; température abaissée.

Le 3. Défervescence complète ; 2 verres, eau de Sedlitz.

Le 9. Hier soir un peu de malaise ; fièvre ce matin ; quelques élancements, dans la région lombaire ; douleur des reins à la pression ; céphalalgie Rien du côté des poumons, de l'abdomen, ni de la prostate ; ventouses scarifiées à la région lombaire ; sulfate de quinine.

Le 11. Fièvre persiste ; un peu de diarrhée ; perte d'appétit, langue blanche et pâteuse ; ventre un peu sensible dans le flanc droit ; rien du côté des urines qui sont belles et limpides.

Céphalalgie moins violente ; limonade vineuse ; 1 gr. de quinine.

Le 12. Etat peu satisfaisant ; céphalalgie diminue ; peu de diarrhée.

Le 13. Quelques vertiges ; un peu de douleur au début de la miction ; température normale.

Le 17. Fièvre reparaît ; le malade dit avoir une espèce de point de côté à droite tout à fait à la base de la poitrine. C'est la région rénale qui est douloureuse ; rien du côté des poumons ; céphalalgie intense.

Le 19. La défervescence est complète ; l'appétit revient.

Le 27. Appétit complètement revenu avec les forces.

Le 28. On commence la dilatation ; n° 36 Béniqué.

Le 24. On passe le 44 : miction très facile ; appétit excellent; forces revenues rapidement et complètement.

OBSERVATION XX.

Calcul vésical. Fièvre. Polyurie. Taille. Guérison (résumée).
(personnelle).

Cathala, Rémy, 21 ans, cultivateur, entré le 3 octobre 1878.

(La première partie de l'observation est due à mon excellent collègue et ami Lebec.)

Les symptômes du calcul remontent à l'enfance ; bien avant l'âge de 10 ans, il les éprouvait, et ils sont caractéristiques. Dit avoir eu une des crises douloureuses rappelant tout à fait celle de la colique néphrétique vers l'âge de 18 ans. Des crises semblables se sont ainsi répétées 7 à 8 fois ; la dernière a eu lieu en septembre.

Très amaigri, pâle, air de souffrance ; polyurie ; pus dans l'urine ; douleur dans le ventre et les reins, spontanée et à la pression.

Le 17. L'exploration fait reconnaître l'existence d'un calcul volumineux.

Fièvre assez intense se renouvelant tous les jours.

Le 26. On fait la taille et on retire deux pierres pesant ensemble 220 grammes.

Rien à noter jusqu'au 3 novembre, sinon la persistance de la fièvre avec son caractère intermittent ou rémitent, une diarrhée persistant avec une intensité variable, et quelques douleurs dans le ventre. L'appétit commence à renaître à cette époque.

14 novembre. On signale que l'état général est bon, l'appétit est bon, les digestions faciles ; mais la plaie est incrustée de phosphates et il ne sort pas encore d'urine par la verge.

Jusqu'au 17 déc., on ne note que des douleurs de la verge et la persistance dans l'incrustation de la plaie par ces phosphates.

Le 17. Il urine quelques gouttes par la verge ; l'urine est claire et cide.

Il urine tantôt par sa plaie, tantôt par sa plaie et par la verge, jusqu'au premier mars : à partir de ce moment il ne passe guère que quelques gouttes d'urine par la plaie qui est complètement débarrassée des incrustations phosphatiques. Déjà, dès le 1er février, on note que le malade engraisse.

20 mars. Le malade demande à sortir ; l'état général est très bon ; l'embonpoint, les couleurs, les forces sont revenus ; par une seule goutte d'urine ne passe par la plaie. La quantité des urines mesurée pendant près de quinze jours n'a jamais dépassé un litre et demi ; l'urine, du reste, est claire et acide.

Comme on le voit dans la courbe, la température se régularisait vers le 1er décembre, et la fièvre cessait complètement à la fin de ce mois.

OBSERVATION XXI.

Calcul vésical. Cystite. Urines ammoniacales. Lithotrities.
Guérison (Résumée) (obs. personnelle).

Werck, Florent, boulanger, 72 ans, entré le 2 déc. 1858, salle Saint-Vincent, n° 8, sorti le 30 juin 1879.

Le malade est porteur de calculs vésicaux anciens ; ses urines sont très purulentes et alcalines ; absence de polyurie.

.Plusieurs lithotrities aux dates du 7, du 14 et du 18 décembre, du 4 et du 18 janvier ; aucune n'est suivie de réaction fébrile. Tout le temps de son séjour à l'hôpital, l'observation note de la cystite et des urines purulentes et alcalines ; jamais de fièvre ; jamais de polyurie ; pas de troubles digestifs ; état général excellent.

A la sortie du malade le 30 janvier, les urines sont toujours troubles, muco-purulentes et alcalines.

OBSERVATION XXII.

Rétrécissement de l'urèthre. Infiltration d'urine (résumée).
(Personnelle).

Bouton (Jean), maçon, 64 ans, entré le 12 juin 1879, salle Saint-Vincent, n° 10.

Plusieurs blennorrhagies depuis l'âge de 20 ans ; symptômes de rétrécissement depuis 1870.

Depuis une quinzaine de jours, les bourses et surtout le périnée se sont tuméfiés. Il arrive avec une infiltration urineuse caractérisée par une tumeur ovoïde au périnée, avec un gonflement rouge du scrotum et du fourreau de la verge, longue et profonde ; incision le 14.

4 juillet. La guérison est malgré la persistance de deux fistules suffisamment affirmée pour qu'on puisse explorer le canal et lui passer une bougie n° 5.

Le 5. Uréthrotomie interne.

15 octobre. Sort entièrement guéri.

OBSERVATION XXIII.

Rétrécissement infranchissable. Légère rétention incomplète d'urine.
Rupture de l'urèthre derrière le rétrécissement. Mort rapide. Autopsie. (Pièce déposée au musée Civiale sous le n° 100, par M. Lebec, interne des hôpitaux).

A..., 54 ans, entré le 14 décembre 1878, salle Saint-Vincent, n° 18,
service de M. Guyon à l'hôpital Necker.

Plusieurs blennorrhagies dans sa jeunesse, notamment une qui a
duré deux ans.

Depuis quelques mois, miction difficile, jet faible et tortillé. Homme
assez vigoureux, nullement cachectique ; envies très fréquentes
d'uriner, mictions très lentes ; urine trouble, purulente ; absence de
fièvre.

Rétrécissement, n° 17 à la partie moyenne de la verge, n° 13 à la
racine des bourses ; dans la région périnéo-bulbaire, une bougie collodionnée s'engage, mais ne peut franchir le rétrécissement ; on la
laisse à demeure ; le malade ne peut la supporter et l'enlève.

Pendant la journée, violentes envies d'uriner ; le malade fait de
très grands efforts pour vider sa vessie ; le soir, nouveaux besoins
accompagnés des mêmes efforts.

Vers 2 heures du matin, l'interne de garde est appelé et trouve le
malade dans un état comateux grave, pouls petit, face cyanosée, in-
sensibilité complète, respiration stertoreuse, la verge est très tuméfiée ; mort à trois heures et demie.

Autopsie : verge un peu tuméfiée.

Cœur, poumons, plèvre sains.

Reins. Capsule adipeuse plus épaisse qu'à l'état normal.

Reins un peu rétractés, surface légèrement granuleuse ; quelques
petits kystes ; dans le rein gauche, abcès du volume d'une noisette.

Bassinets injectés ; uretères un peu dilatés.

Vessie n'est pas très distendue ; parois épaisses de près de un centimètre et demi ; hypertrophie notable de la musculeuse ; muqueuse
rouge injectée dans toute son étendue.

Urèthre. Région prostatique très élargie ; lacunes profondes de la
muqueuse à ce niveau.

Région spongieuse est le siège de plusieurs rétrécissements ; au
bulbe on ne passe qu'avec un stylet de trousse. En arrière de ce rétrécissement, existe la perforation longue de un centimètre et demi,
large de 5 millimètres, elle est profonde et pénètre directement dans
le tissu spongieux du corps caverneux.

Paris. — A. PARENT, imp. de la Faculté de Médecine, r. M.-le-Prince, 29-31.

Cathala   Remy   Pierre dans la vessie

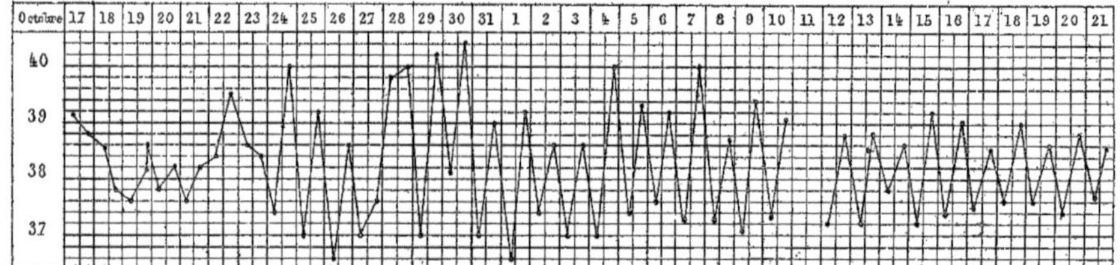

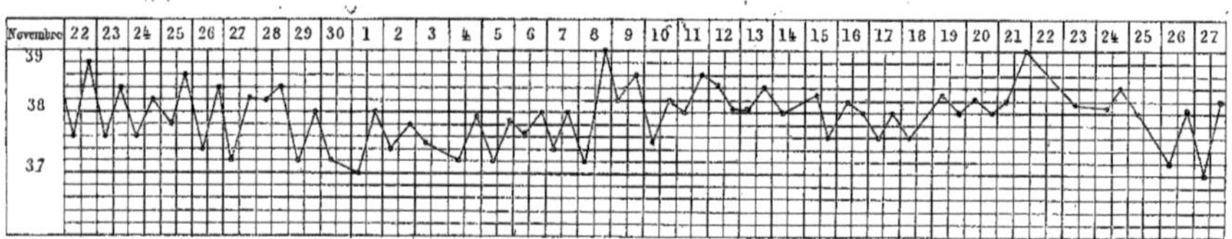

Proust   Pierre

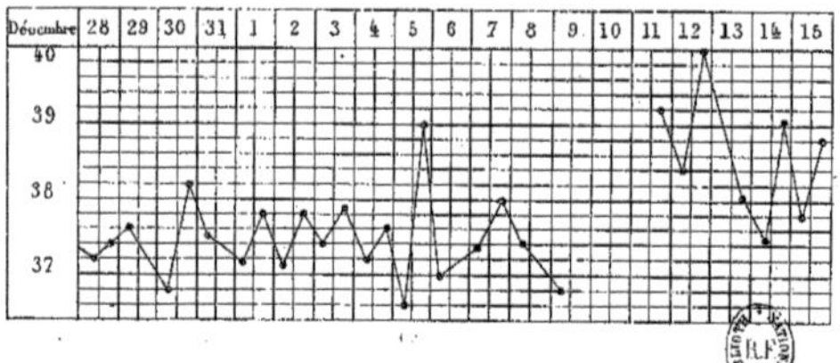

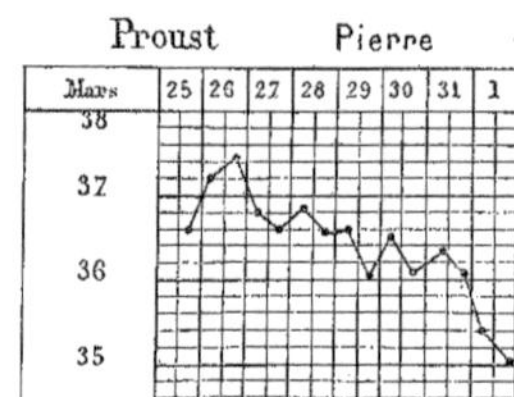

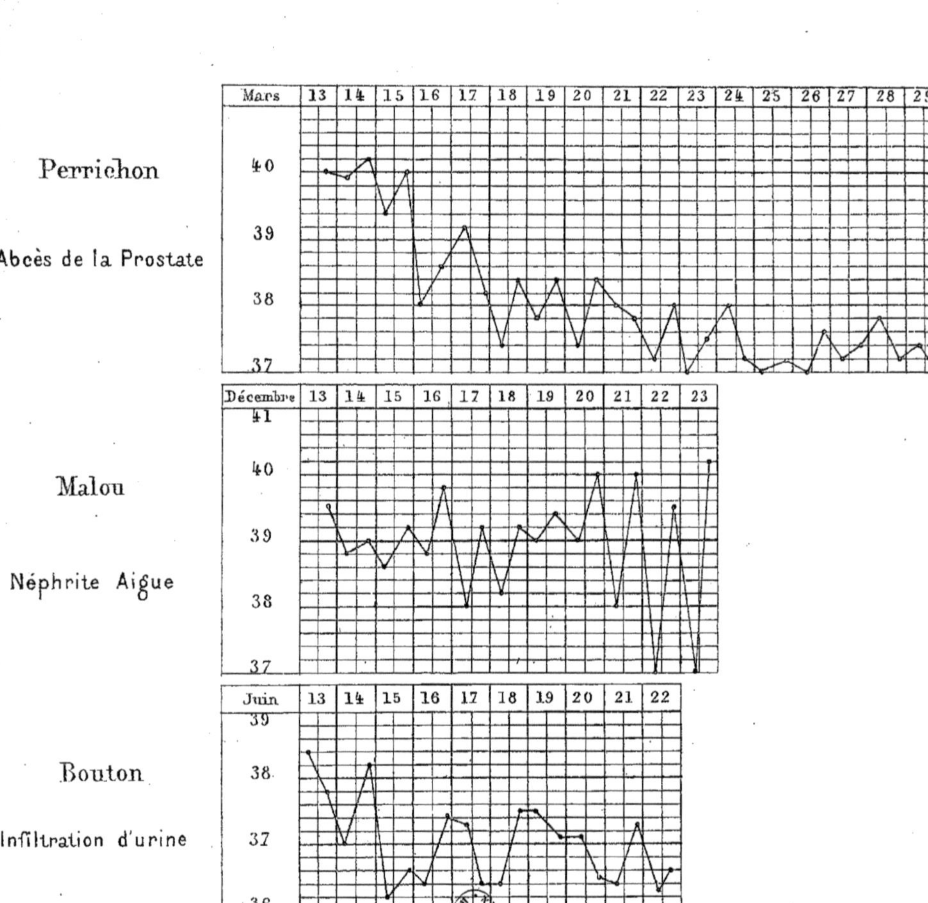

Perrichon

Abcès de la Prostate

Malou

Néphrite Aiguë

Bouton

Infiltration d'urine

Mars | 13 | 14 | 15 | 16 | 17 | 18 | 19 | 20 | 21 | 22 | 23 | 24 | 25 | 26 | 27 | 28 | 29 | 30 | 31
40
39
38
37

Décembre | 13 | 14 | 15 | 16 | 17 | 18 | 19 | 20 | 21 | 22 | 23
41
40
39
38
37

Juin | 13 | 14 | 15 | 16 | 17 | 18 | 19 | 20 | 21 | 22
39
38
37
36

Sainsaurd   Néphrite   Aigue

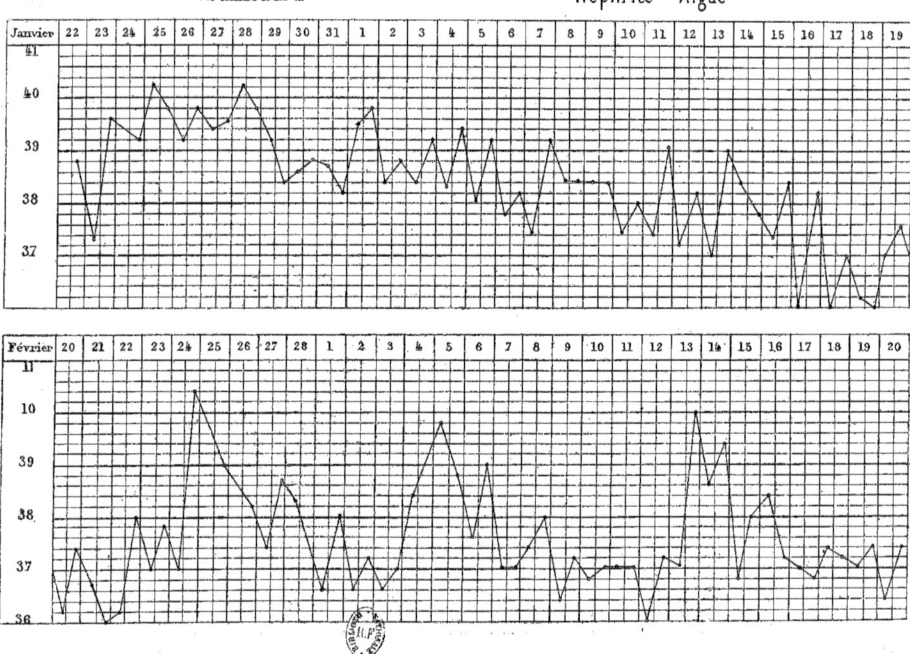

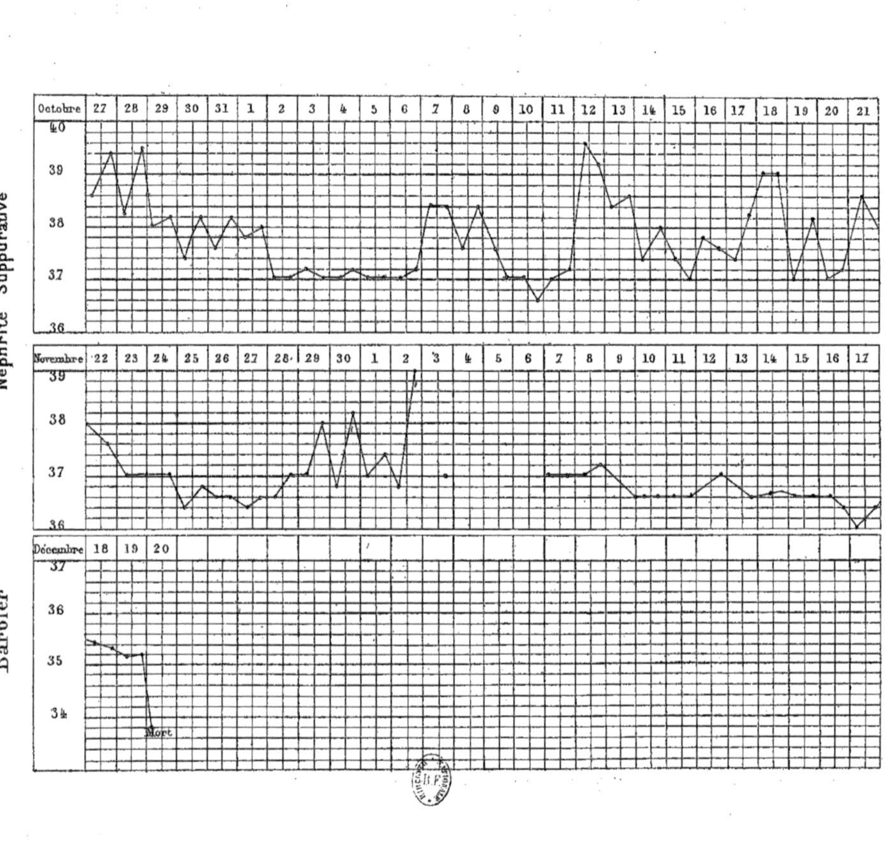
Néphrite Suppurative
Barbier
Octobre 27 28 29 30 31 1 2 3 4 5 6 7 8 9 10 11 12 13 14 15 16 17 18 19 20 21
40 39 38 37 36
Novembre 22 23 24 25 26 27 28 29 30 1 2 3 4 5 6 7 8 9 10 11 12 13 14 15 16 17
39 38 37 36
Décembre 18 19 20
37 36 35 34
Mort

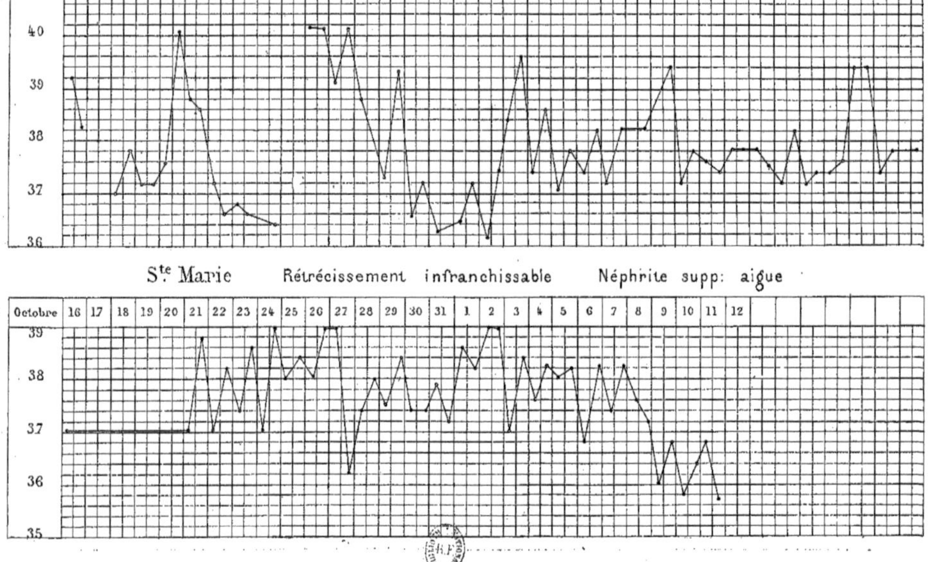

Halary   Rétrécissement   Néphrite aigue
Janvier
41 40 39 38 37 36
S.te Marie   Rétrécissement infranchissable   Néphrite supp: aigue
Octobre
39 38 37 36 35

www.ingramcontent.com/pod-product-compliance
Ingram Content Group UK Ltd.
Pitfield, Milton Keynes, MK11 3LW, UK
UKHW020928140726
13695UKWH00003B/1034